Depression überwinden

Wie Sie Schritt für Schritt Ihre Depression verstehen und den Weg zurück zum Glück finden inkl. Praxisteil

1. Auflage

Markus Behrendt

ISBN-13: 9781729067697

Inhaltsverzeichnis

DEPRESSION VERSTEHEN

Viele Krankheiten sind augenfällig und werden von den meisten Menschen als eine gravierende gesundheitliche Beeinträchtigung anerkannt. Doch es gibt Krankheiten, die einen scheinbar harmlosen Verlauf haben und von Menschen unterschätzt werden. So ist es auch bei Depressionen oft der Fall: Stimmungsschwankungen, chronische Müdigkeit, Verlust der Konzentrationsfähigkeit sowie verminderte Belastbarkeit und noch viele weitere Symptome weisen auf Depressionen hin. Die meisten Menschen können sie nicht als solche erkennen, denn jeder Mensch meint seine Tiefpunkte im Leben zu haben und das Interesse an eigentlich interessanten Tätigkeiten zu verlieren.

Untersuchungen haben ergeben, dass die am häufigsten auftretende psychische Störung bei Erwachsenen die Depression ist. Etwa 15 % der in Deutschland lebenden Menschen erkranken mindestens einmal in ihrem Leben an Depressionen. Das heißt fast jeder sechste kann betroffen sein - und damit auch noch diverse andere Menschen: Partner, Kinder, Angehörige, Freunde, Kollegen und Arbeitgeber.

Doch wenn man sich die beiden Bilder vor Augen führt, wird man schnell feststellen, dass Depressionen einen tieferen Verlauf haben und nichts mit „Trauer“ zu tun haben. Trauer hat einen Anlass bzw. einen Auslöser, es gibt einen konkreten Gegen- oder Umstand, um den es sich handelt. Depressionen allerdings sind abstrakter, die Ursache für den Zustand, in dem sich eine depressive Person befindet, ist nicht unbedingt greifbar und nicht einfach zu erörtern, weder für die Person selbst, noch für ihre Umgebung. Daher passiert es oft, dass Menschen, die unter dieser Krankheit leiden, nicht verstanden werden und als traurige, hoffnungslose Gestalten abgehakt werden. Wie oft hört eine depressive Person in ihren Leben „mach doch ein bisschen Sport“ oder „geh doch mal raus“. Stellen Sie sich vor, wie man Ihnen an alle Ihre Gliedmaßen Ketten anbringt und diese Ketten sind jeweils mit beschwerenden Steinen ausgestattet. Und dann stehen Sie da, können Ihren Körper nicht bewegen, Ihre Arme sind schwer, Ihre Beine sind eingeschlafen, Sie fühlen sich eingeengt und verängstigt. Und dann kommt jemand daher und sagt Ihnen: „Hey, mach doch mal ein bisschen Sport!“

Natürlich ist das Beispiel als solches überspitzt und es gibt durchaus Möglichkeiten, Menschen mit einer depressiven Störung zu helfen. Man sollte allerdings mit viel Fingerspitzengefühl vorgehen und zunächst **Verständnis** entwickeln. Hierfür ist es wichtig, dass Menschen, die an Depressionen leiden, eine vernünftige Unterstützung bekommen. Tatsächlich ist es so, dass nicht nur die Betroffenen an Depressionen verzweifeln, sondern auch die Angehörigen, denn es erscheint teilweise, dass die von Depressionen betroffenen Menschen egoistisch sind, nicht auf die Hilfe eingehen und dadurch abweisend und eigenwillig sind. Das ist jedoch ein eindeutiger Trugschluss. Die Distanz, die sich eine solche Person vorbehält, ist nicht beabsichtigt, sondern ein Schutz für den erschöpften und trägen Geist des Erkrankten.

Wenn Sie selbst von Depressionen betroffen sind oder aber Ihre Freunde oder Verwandte unter dieser Krankheit leiden, so sollten Sie nicht direkt mit dem Schlagbohrer daherkommen, sondern zunächst eine Meißel benutzen, wenn man die Methoden versinnbildlichen möchte. In diesem Buch finden Sie einfach strukturierte und praxisorientierte Schritte, die Ihnen dabei helfen, aus dem Tief herauszukommen - und das nicht nur einmalig, sondern dauerhaft und vor allen Dingen selbstständig. Es ist durchaus nicht leicht, sich selbst aus einem depressiven Zustand zu befördern, aber es ist zugleich nicht unmöglich und durchaus hilfreich, weil man dadurch die Möglichkeit hat, die Verantwortung für sich selbst zu übernehmen.

Der Heilungserfolg kann durch unterschiedliche Faktoren beeinflusst, sprich verlangsamt oder beschleunigt, werden. Eigenmotivation und den Wunsch zu entwickeln, sein Leben selbst in die Hand zu nehmen, ist immer förderlich, Stress und Angst hingegen sind kontraproduktiv und sogar oftmals die Auslöser für Depressionen. Im weiteren Verlauf des Buches wird genauer erörtert, welche Faktoren man meiden und welche begünstigen sollte. Im Prinzip kann man das Ganze aber einfach halten: man muss merken, was einem gut tut und was einem schadet und somit findet man heraus, wie man Depressionen heilen kann. „Heilen" bedeutet in diesem Kontext, dem Leben einen Sinn geben, die Lebenslust wiederbringen und das Interesse für seine Umwelt und für sich selbst zu entwickeln. Depressionen sind darüber hinaus eine sehr individuelle Krankheit; es gibt so viele Gründe für Depressionen wie es Menschen gibt, daher gibt es nicht das eine Wunderheilmittel.

Da es unterschiedliche Schweregrade von Depressionen gibt, muss man stets den Einzelfall betrachten. Manchmal ist eine ärztliche Begleitung erforderlich, gerade wenn die Depressionen einen schweren Verlauf hat und medikamentös behandelt werden muss. Andere wiederum können auch „einfach" damit anfangen, an sich selbst zu arbeiten. Dabei geht es nicht um aufmunternde Sprüche und heitere Verse, sondern zunächst um die Herausforderung, sich selbst kennenzulernen. Wer man ist und wer man sein will, was man tut und was man tun möchte. Das wissen die meisten Menschen gar nicht so genau, weswegen schon diese Aufgabe eine lange Reise in sich selbst bedeutet.

Was ist eine Depression?

Jeder von uns kennt diese Phasen im Leben, in denen es scheinbar nichts mehr gibt worauf man sich noch freuen kann. Alles, aber auch wirklich alles, erscheint grau und man fühlt sich, wie man oft sagt, „deprimiert“. Der Begriff Depression wird oft verwendet um solche ganz normalen, alltäglichen Schwankungen unseres Befindens zu beschreiben. Eine Depression im medizinischen Sinne ist jedoch etwas völlig anderes. Es handelt sich zunächst erst dann um Depressionen, wenn solche Zustände länger anhalten. Man spricht von einem Zeitraum von zwei Wochen, bevor man von einer Depression spricht. Das bedeutet, dass der Betroffene mindestens zwei Wochen lang träge, antriebslos, müde, lustlos und in seiner Tätigkeit eingeschränkt ist. Dann spricht man von einer depressiven Verstimmung. Dabei zählen Nachwirkungen von anderen Krankheiten wie beispielsweise einer schweren Grippe o.ä. natürlich nicht zu den Symptomen der Depression.

Im Prinzip handelt es sich bei Auslösern für Depressionen meistens um alltägliche bis außerordentliche Gründe; manch einer erleidet Depressionen, weil er seinen Job verliert, manch anderer, weil die Oma verstirbt und wiederum andere sind Depressionen ausgesetzt, weil sie die Aussichten, die sie im Leben haben, nicht genießen bzw. mit diesen nicht zufrieden sind. Es können daher durchaus objektive Gründe sein, die eine Depression ins Rollen bringen, „gesunde“ Menschen erholen sich anschließend allerdings recht schnell, wohingegen Menschen mit einer depressiven Verstimmung das Problem verschleppen und lieber alles ausblenden anstatt die „offenen Wunden" in Angriff zu nehmen.

Manchmal ist es schon mit einem Motivationskick oder einem besonderen Erlebnis getan und die Depressionen verfliegen angesichts der Tatsache, dass die Person etwas findet, was ihr tatsächlich Freude bereitet. Es können teilweise einfache, kleine Dinge sein oder sehr radikale Lebensveränderungen. Anderen wiederum kann nicht so einfach geholfen werden, sodass eine ärztliche Behandlung oder auch eine medikamentöse Therapie vonnöten ist. Dabei handelt es sich vorwiegend um suizidgefährdete Patienten oder aber auch stark apathische Fälle, in denen der Körper mit den lebenswichtigen Funktionen nicht weitermachen kann, da die nötige Bewegung, hormonelle Basis und auch das Ziel fehlen.

Um zu begreifen, welchen Weg man als Betroffener nehmen sollte oder auf welchen Weg man die Person schicken sollte, der man helfen möchte, muss man zunächst erarbeiten, welche Art von Depressionen vorliegt und wie sie behandelt wird.

Welche Arten von Depressionen gibt es?

Im Wesentlichen unterscheidet man vier verschiedene Arten von Depression. Innerhalb dieser vier Depressionsarten werden nochmals Unterscheidungen vorgenommen.

1. Endogene Depression

Wenn es für eine Depression weder eine körperliche, noch eine psychische Ursache zu geben scheint, spricht man von einer endogenen Depression. Hier geht man davon aus, dass die Ursachen von innen heraus entstanden sind. Mögliche Auslöser für eine endogene Depression können Stoffwechselerkrankungen in den Gehirnzellen, wie zum Beispiel ein Serotoninmangel oder auch genetische Faktoren sein.

Die Ursachen können von dem Patienten oft nicht wahrgenommen werden oder werden einfach verdrängt. Endogene Depressionen verlaufen in unregelmäßigen Phasen, deren Abstände zwischen wenigen Tagen und einem Jahr oder mehr liegen können. Während Männer häufiger auf berufliche Probleme oder Besitzverlust reagieren, sind es bei Frauen eher partnerschaftliche oder familiäre Probleme. Patienten, die unter einer endogenen Depression leiden, können durchaus freundlich und warmherzig sein, zeigen allerdings auch Phasen von extremer Reizbarkeit und Aggressivität.

Bei der endogenen Depression wird noch in zwei weitere Unterarten unterschieden:

- Die **unipolare Depression** verläuft meist in vier Erkrankungsphasen und äußert sich oft in der klassischen Melancholie. Diese, am häufigsten auftretende Form bei den Depressionen, weist nur depressive und keine manischen Phasen auf.
- Bei der **bipolaren Depression** wechseln sich depressive und manische Phasen ab. Der Patient erlebt also sowohl Phasen der tiefen Niedergeschlagenheit als auch Zeiten der Euphorie. Welche Abstände zwischen den einzelnen Phasen liegen, lässt sich in den seltensten Fällen vorhersagen. Es können Tage, Monate und sogar Jahre zwischen den einzelnen Phasen vergehen. Die bipolare Depression wird häufig auch als **manisch-depressive Erkrankung** bezeichnet

2. Somatogene Depression

Diese Art der Depression steht in einem direkten Zusammenhang mit einer körperlichen Krankheit. Je nach Krankheitsbild unterscheidet man zwischen der **symptomatischen**, der **organischen** und der **pharmakogenen** Depression.

Das bedeutet, dass die Depressionen einerseits durch die Einflussnahme der Medikamente verursacht werden können. In solchen Fällen muss man sich die negativen Auswirkungen bzw. Nebenwirkungen dieser Medikamente anschauen und ggf. Alternativen suchen. Andererseits werden Depressionen beispielsweise oft durch hormonelle Beeinträchtigungen ausgelöst wie z.B. durch die Einnahme der Verhütungspille sowie bei Behandlungen unterschiedlicher Schilddrüsenkrankheiten.

Beobachten Sie: Haben Sie in letzter Zeit Medikamente verschrieben bekommen, die die Depressionen ausgelöst haben könnten? Gab es ggf. andere medizinische Eingriffe, die einen nachhaltigen Einfluss auf Ihren gesundheitlichen Zustand nehmen könnten?

Es gibt natürlich aber auch andere Krankheiten, die zu Depressionen führen können. Dazu gehören:

- Aids
- Stoffwechselerkrankungen (z.B. Diabetes)
- Störungen im Hormonhaushalt
- Durchblutungsstörungen
- Schlaganfall
- Hirntumor

In diesen Fällen muss man beachten, dass hier einige Faktoren durcheinander geraten können. So verursachen Stoffwechselkrankheiten wie beispielsweise Diabetes nicht nur organisch bedingte Depressionen, indem sie grundlegende Körperfunktionen beeinträchtigen, sondern nehmen den gesamten Menschen und seinen Alltag für sich ein. In manchen Fällen funktionieren solche Krankheiten einwandfrei, da es durchaus Disziplin und Durchhaltevermögen erfordert, sich an die vorgeschriebenen Empfehlungen zu halten. In vielen Fällen führen solche Beeinträchtigungen allerdings zu Verzweiflung und dem Gefühl, seinem eigenen Körper ausgeliefert zu sein.

Während solche Krankheiten noch recht zuverlässig behandelt werden können, ist es im Falle der anderen Krankheiten, die in der Liste vorkommen, etwas schwieriger, da die Behandlungserfolge in vielen Fällen ausbleiben. Viele Patienten werden daher psychologisch betreut.

Wenn Sie von einer dieser Krankheiten betroffen sind, stellen Sie sich folgende Fragen:

Finde ich es ungerecht, dass ich diese Last tragen muss und andere Menschen nicht?

Was kann ich tun, um mein Leben so schön wie möglich zu gestalten?

Kann ich die selbstheilenden Kräfte meines Körpers benutzen, um die Auswirkungen der Krankheit zu mindern?

Es ist durchaus der Fall, dass bei vielen dieser Krankheiten der psychosomatische Effekt von einer sehr großen Bedeutung ist. Gerade im Falle eines Schlaganfalls oder Tumors sowie Aids kann man den Körper mithilfe seiner Psyche unterstützen. Unter Psychosomatik versteht man die Tatsache, dass unser Verstand den Zustand unseres Körpers durchaus negativ oder positiv beeinflussen kann. So können wir uns einreden, dass es uns gut geht oder das Gegenteil davon. Im Falle von Depressionen, die gerade mit solchen Krankheiten zusammenhängen, ist es sehr wichtig, sich nicht noch mehr negative Gedanken einzureden und den Zustand des Körpers damit nicht zu verschlimmern. Es geht nicht darum, die gesundheitliche Beeinträchtigung auszublenden und sie vollständig zu ignorieren. Es ist allerdings recht gut erforscht, dass Depressionen und depressive Gedanken unser Immunsystem schwächen. Das bedeutet, dass die Erholung von beispielsweise Schlaganfällen in vielen Fällen möglicher ist als sie erscheint, wenn man an sich glaubt - so banal das auch klingen mag.

Durch die Kraft unserer Gedanken können wir uns davon überzeugen, dass eine Heilung möglich ist, auch wenn es sich um ein Placebo handelt. Es gibt einige Berichte von Menschen, die unter schweren Krankheiten litten und als "unheilbar" abgestempelt wurden. Sie haben dann aus Verzweiflung oder auch letztem Wunsch heraus angefangen Dinge zu tun, die sie ohne diese Krankheit niemals tun würden. Fallschirmspringen, reisen, malen usw. Und dann haben sie die erwartete Lebensdauer überschritten und mehrere Jahre länger gelebt, oder der Tumor hat sich einfach aufgelöst.

Unser Körper ist ein Wunderwerk und man muss seine Möglichkeiten nutzen. Wenn Sie von einer der oben erwähnten Krankheiten betroffen sind, beantworten Sie sich folgende Fragen:

- ☐ Was würde ich gerne tun, aber niemals tun werde?
- ☐ Warum würde ich es niemals tun?
- ☐ Was habe ich zu verlieren, wenn ich es versuche?

Wenn Sie diese Fragen beantwortet haben, dann überlegen Sie sich, wie Sie das Problem lösen. Natürlich fällt es einem schwer, sein Leben von heute auf morgen umzukrempeln. Es erfordert unglaublich viel Mut, den nicht jeder aufbringen kann. Und das ist auch in Ordnung! Überlegen Sie sich, ob es womöglich Beschäftigungen gibt, die Sie ausüben würden und die Sie näher an Ihren Traum bringen würden. Wenn Sie schon immer gerne ein Künstler sein wollten, es aber nicht gemacht haben, weil Sie Angst hatten, dann kommen Sie zu Ihrem Traum zurück. Sie müssen kein

Leonardo Da Vinci werden, vergleichen Sie sich gar nicht erst mit anderen Menschen, Sie machen es nur für sich selbst und für Ihre Freunde und Familie. Aber vor allen Dingen wollen Sie sich selbst helfen, das Leben mit Sinn zu füllen und es genießen zu lernen.

3. Psychogene Depression

Hier treten die typischen Symptome einer Depression stets im Zusammenhang mit einem seelischen Anlass auf. Man stellt also eine Verbindung zwischen einem traumatischen Ereignis und dem Auftreten der Depression her. Die psychogenen Depressionen werden wiederum in drei Unterkategorien aufgeteilt:

- **Erschöpfungsdepression - Burn-out-Syndrom**

Diese Form der Depression entsteht in einem unmittelbaren Zusammenhang mit beruflichem oder privatem Dauerstress. Erste Symptome werden durchaus auch körperlich wahrgenommen. Grundsätzlich lässt sich sagen, dass eine andauernde Überforderung ohne jegliche Aussicht auf Erholungspausen für das Burn-out-Syndrom verantwortlich ist. Ein Vergleich mit dem Hamster im Laufrad scheint hier durchaus angebracht zu sein.

Diese Art entsteht vor allen Dingen bei Menschen, die entweder sehr viel Wert auf Ihre Karriere legen oder aber auch stets am finanziellen Limit leben. Selten hängen sie mit familiären oder romantischen Ereignissen zusammen. Fragen Sie sich:

- [ ] **Fühle ich mich auf meinen Job in einem Ausmaß angewiesen, dass ich sagen würde, dass mein gesamtes Leben davon abhängt?**
- [ ] **Habe ich eine Aussicht, aus den aktuellen Problemen in naher Zukunft oder absehbarer Zeit herauszukommen oder ist keine Lösung in Sicht?**

Oft empfinden Menschen mit dieser Art von Depressionen das Gefühl, dass sie an ihrer Situation nichts ändern können und dieser ausgeliefert sind. Beispielsweise Menschen, die täglich mehrere Überstunden machen, weil sie Angst haben, dass der Chef sie ansonsten entlässt oder auch Menschen, die mehrere Jobs aufnehmen, um Kredite oder andere Schulden abzubezahlen bzw., um sich über Wasser zu halten.

In solchen Fällen sollte man immer vor Augen haben, dass finanzielle Probleme immer lösbar sind. So banal es auch klingt, gibt es immer Wege, diese Probleme zu lösen. Oft kommt das Gefühl, dass die Situation unlösbar ist dadurch auf, dass man über nicht ausreichend viele Informationen verfügt. Hierfür sollte man sich vor allen Dingen nicht nur beim Therapeuten Hilfe suchen, sondern bei entsprechenden Beratungsstellen. Schauen Sie sich nach anderen Jobs um. Sie müssen noch nicht oder auch grundsätzlich nicht kündigen, aber Sie sollten das Gefühl entwickeln, dass es im Leben viele andere Möglichkeiten gibt.

Wichtig ist es darüber hinaus, ein gesundes Selbstbewusstsein zu entwickeln. Denn oftmals macht man viele Überstunden und passt sich an, weil man nicht das Gefühl hat, wertvoll und wichtig genug zu sein.

Machen Sie sich Ihre Kompetenzen klar. Schreiben Sie auf oder erinnern Sie sich, welche Abschlüsse, Fortbildungen etc. Sie bereits geschafft haben. Bewerten Sie Ihre Errungenschaften positiv, loben Sie sich dafür.

Oftmals ist es sinnvoll, sich fortzubilden oder sein Wissen aufzufrischen, um das Selbstwertgefühl aufzustocken. Viele Menschen, die jahrelang im Beruf tätig sind, vergessen all das Wissen, das sie sich einst angeeignet haben. Ein weitere Vorteil von Fortbildungen ist die objektive Aufwertung Ihrer Fähigkeiten und somit die Möglichkeit, mit einem klareren Selbstwertgefühl dem Chef gegenüberzutreten und ihm klar zu machen, dass Sie ein wertvoller und wichtiger Mitarbeiter sind. Lernen Sie es, Aufgaben, die Sie nicht meistern können, abzulehnen und sich nur so viel vorzunehmen, wie Sie schaffen können.

- □ **Neurotische Depression**

Bei der neurotischen Depression, die auch *Dysthymia* genannt wird, neigen die Erkrankten dazu, unter krankhaft traurigen Stimmungslagen zu leiden. Zwar sind die Beschwerden weniger stark ausgeprägt, dafür hält diese Form der Depression oft über 2-3 Jahre und länger an. Die Patienten können aber durchaus auch während dieser Phase Tage oder Wochen erleben, in denen die Stimmung positiv ist. Den Großteil ihrer Zeit leiden sie aber unter Niedergeschlagenheit und Müdigkeit. Weitere Symptome sind Unsicherheit, Angst, Selbstzweifel und ein insgesamt gestörtes Selbstwertgefühl.

Um diesen Depressionen Herr zu werden, muss man sich an einen Fachmann wenden und durch professionelle therapeutische Gespräche zunächst die Gründe für die Depressionen herausfinden. Eine eigenständige Therapie erweist sich in diesem Fall als eher schwierig, da der/die Betroffene über recht lange Zeitabschnitte hinweg keine Besserung verspürt und es somit schwer hat, eine Eigenmotivation zu entwickeln.

- □ **Haben Sie gemerkt, dass Sie über extrem lange Zeitabschnitte hinweg, es kann sich auch um Jahre handeln, keine Freude empfinden, keine Interessen entwickeln können und die Hochphasen nur vereinzelt und sehr kurzfristig sind?**
- □ **Haben Sie Schwierigkeiten, Gründe für Ihre Zustände anzugeben, die Ihnen rational erscheinen?**

Beantworten Sie diese beiden Fragen persönlich und ehrlich. Wenn diese auf Sie zutreffen und Sie sich nicht in der Lage fühlen, sich mit sich selbst auseinanderzusetzen, sollten Sie dringend ärztlichen Rat aufsuchen.

Dieser wird die Gründe für Ihre Depressionen analysieren und die richtige Behandlungsweise entwickeln.

- **Reaktive Depression**

Eine Anpassungsstörung wird als depressive Reaktion oder eben reaktive Depression bezeichnet. Gemeint ist damit eine unmittelbare Reaktion, die auf einen belastenden Vorfall, der im Leben des Patienten passiert ist, folgt. Ereignisse wie Scheidung, Tod eines Familienmitgliedes, Kulturwechsel (Auswanderung wegen Krieg), Arbeitslosigkeit und auch Mobbing können zu einer Anpassungsstörung führen. Je nach persönlicher Struktur zeigen manche Menschen eine größere Anfälligkeit und andere wiederum gar keine.

Ist bei Ihnen im Leben etwas vorgefallen, das die vorangehende Lebensordnung umgekrempelt hat?

Verläuft Ihr Alltag so, dass er zu Ihren Interessen quer steht und Ihr Wohlbefinden beeinträchtigt?

Sind Sie einer Situation ausgeliefert, in der Sie meinen, nichts ausrichten zu können, um sie zu verbessern?

Wenn Sie alle Fragen bejahen können, so liegt bei Ihnen mit einer hohen Wahrscheinlichkeit diese Art der Depression vor. Wichtig ist zu wissen, dass sie bei den meisten oder zumindest bei vielen Menschen auftritt, wenn ein einschlägiges Ereignis das Leben negativ beeinflusst. So ist sie nicht unnormal und ist bei dem einen mehr und bei dem anderen weniger ausgeprägt.

Oft werden bei Unfällen und anderen Vorfällen Hilfsseminare für Angehörige angeboten, die durchaus sinnvoll sind, um sein Trauma mit Menschen zu teilen, die sich in einer ähnlichen Situation befinden. Darüber hinaus sollte man einen Rückzug, wenn nicht vollständig vermeiden, dann zumindest sinnvoll einsetzen. Wenn man nur alleine sein möchte, weil man die Anwesenheit anderer Menschen nicht ertragen kann, ist es nach dem ersten Schock durchaus in Ordnung und sollte respektiert werden. Wenn allerdings nach Monaten und Jahren keine Besserung eintritt und sich keine Motivation entwickelt, den Bezug zur Gesellschaft wieder aufzubauen, so sollte man sich auf jeden Fall in eine Therapie begeben, die den Weg aus der Depression vereinfacht.

Merken Sie sich: Sie sind mit Ihrer Trauer oder Belastung nicht alleine. Viele Menschen erleiden ein ähnliches Schicksal und benötigen gleichermaßen Hilfe. Es ist durchaus hilfreich, seine Erfahrungen mit anderen Menschen zu teilen, denn geteiltes Leid ist halbes Leid.

Oft kommen zu der Art von Depression andere Probleme hinzu, wie beispielsweise übermäßiger Konsum an Rauschmitteln. Vor allen Dingen Alkohol, aber auch andere Substanzen, werden von Menschen inflationär gebraucht, um dem Kummer, zumindest vorübergehend, zu entkommen. Auch wenn Rauschmittel nicht unbedingt der "falsche Weg" sind und einen durchaus unterstützen und weiterbringen können, so macht die Dosis nach wie vor das Gift. Wenn Sie Abhängigkeitserscheinungen feststellen, sollten Sie sich ins Gedächtnis rufen, dass **die Illusion die Realität nur kurzfristig beschönigt und keinen Halt bieten kann.**

4. Depressionen in besonderen Lebenslagen

Bei diesen Symptomen der Depression besteht stets ein klarer Zusammenhang zu den individuellen Lebensumständen. Daher unterscheidet man auch hier noch einmal in vier Kategorien.

- **Klimakterische Depressionen** betreffen nur Frauen. Sie treten während der Wechseljahre einer Frau auf und stehen in unmittelbarem Zusammenhang mit den hormonellen Veränderungen die im Körper der Frau während dieser Zeit stattfinden. Aber auch viele Lebensumstände, die gerade in dieser Lebensphase stattfinden, können zu der klimakterischen Depression beitragen.

- **Wochenbett-Depressionen** betreffen ebenfalls nur Frauen. Die gewaltigen hormonellen Umstellungen im Körper nach einer Entbindung und auch die völlig neue Lebenssituation gelten als Auslöser für diese Art Depression.
- **Altersdepressionen** haben ihre Ursachen sowohl in der immer geringer werdenden Produktion von Botenstoffen wie Serotonin, Noradrenalin oder Dopamin als auch in den Lebensumständen die das Alter mit sich bringt (Tod des Partners, Krankheiten, Verlust der Mobilität, Einsamkeit...).
- **Winterdepressionen** treten vermehrt in der dunklen Jahreszeit auf. Sie gelten als typisches Phänomen der nördlichen Länder. Dies liegt an der geringeren Lichtstärke und den kürzeren Tagen im Winter. In Skandinavien zum Beispiel sind die Menschen wesentlich häufiger von der Winterdepression betroffen als in Deutschland. Als beste Medizin bei einer Winterdepression gilt das Tageslicht! Ein 30-minütiger täglicher Spaziergang um die Mittagszeit kann den Heilungsprozess deutlich beschleunigen. Auch eine Lichttherapie kann hier Abhilfe verschaffen.

Das internationale Klassifikationssystem ICD-10 unterscheidet die Stärke der Depressionserkrankungen anhand der aufgetretenen Beschwerden und Symptome. Bei einer leichten depressiven Episode sind es mindestens zwei Hauptsymptome und zwei sogenannte Zusatzsymptome.

Handelt es sich um eine mittelgradige depressive Phase müssen auch wieder zwei Hauptsymptome aber mindestens drei, höchstens vier Zusatzsymptome vorliegen.

Eine schwere depressive Episode liegt dann vor, wenn alle drei Hauptsymptome und mindestens vier der zusätzlichen Symptome zutreffen.

Die Beschwerden müssen über einen Zeitraum von mindestens zwei Wochen bestehen.

Zusätzlich unterscheidet man auch noch eine schwere depressive Episode und eine weniger schwere Episode.

Symptome einer Depression

Die typischen Symptome, die für die Diagnose einer Depression vorliegen müssen, werden in die sogenannten Hauptsymptome und Zusatzsymptome unterteilt. Je nachdem wie viele Symptome zutreffen wird die Schwere der Depressionserkrankung beurteilt.

Hauptsymptome

- ☐ gedrückte Stimmung
- ☐ Interessen- oder Freudlosigkeit
- ☐ Antriebsmangel und Müdigkeit

Zusatzsymptome

- ☐ verminderte Konzentration und Aufmerksamkeit
- ☐ vermindertes Selbstwertgefühl und Selbstvertrauen
- ☐ Gefühle von Schuld und Wertlosigkeit
- ☐ negative und pessimistische Zukunftsperspektiven
- ☐ Suizidgedanken und Handlungen
- ☐ Schlafstörungen
- ☐ verminderter Appetit

Liegen mindestens zwei der Hauptsymptome und zwei der Nebensymptome für einen Zeitraum von mindestens zwei Wochen vor, sollte bei der Diagnosestellung eine Depression nicht mehr ausgeschlossen werden.

Neben den oben genannten Symptomen können in einigen besonders schweren Fällen auch psychotische Symptome auftreten. Dazu zählen zum Beispiel die Wahrnehmung von Stimmen oder wiederkehrende Wahnvorstellungen. Diese sind allerdings selten und weisen auch darauf hin, dass Depressionen womöglich nur die Spitze des Eisberges ist. In diesem Fall sollte man sich auf alle Fälle an einen Arzt wenden und sich auch auf andere Krankheiten untersuchen lassen, da klassische Depressionen eigentlich nicht mit psychotischen Symptomen einhergehen.

Auch körperliche Symptome, für die keine organische Ursache zu finden ist, können Anzeichen für eine Depression sein. Dazu gehören neben Schlafstörungen und Appetitlosigkeit auch Schwindelgefühle, Kopfschmerzen, Herzrhythmusstörungen, Atemnot oder ein verringertes sexuelles Interesse.

Wenn Sie herausfinden wollen, ob die Symptome auf Sie zutreffen, müssen Sie in sich hineinhorchen und versuchen, mit sich selbst zu kommunizieren. Stellen Sie sich diese Fragen:

- ☐ Kann ich mich in letzter Zeit schlechter auf etwas fokussieren? Habe ich das Gefühl, dass mein Verstand „betrübt“ ist? Selbst wenn ich eine Aufgabe erledigen möchte, die ich normalerweise mag, habe ich nicht das Gefühl, dass es mir in dem Moment Freude bereiten würde. Ich möchte aber auch nichts anderes stattdessen machen, was mich umso mehr frustriert.
- ☐ Kann ich in letzter Zeit schlecht schlafen? Komme ich nicht zur Ruhe, wache ich nach wenigen Stunden auf und fühle mich total fehl am Platz? Oder ist es im Gegenteil so, dass ich viel zu viel schlafe und am liebsten gar nicht mehr aufstehen würde,

wenn ich nicht das Gefühl hätte, etwas erledigen zu müssen bzw. meinen direkten Verpflichtungen nachzugehen?

- ☐ Habe ich Panik und Angst, wenn ich an die Zukunft denke, obwohl es keine Probleme gibt, denen nicht sowieso jeder Mensch ausgesetzt wäre? Habe ich eine indifferenzierte Angst vor der Zukunft und möchte mich den Gedanken daran entziehen, obwohl ich sie eigentlich schön und meinen Wünschen entsprechend gestalten könnte?
- ☐ Habe ich das Gefühl, dass mein Appetitgefühl wie gehemmt ist und der Hunger wie ziehende Bauchschmerzen, unangenehme Leere oder auch einfach gar nicht zum Ausdruck kommt?
- ☐ Habe ich das Gefühl, dass meine Angst vor der Zukunft nur verschwinden würde, wenn ich mein Leben beenden würde? Klingt Selbstmord nach einer plausiblen Alternative oder kann ich mir schöne Dinge vorstellen, auf die ich im Leben noch Lust hätte, bevor ich sterbe?
- ☐ Rede ich mir negative Gedanken ein bzw. beeinflusse ich meine Gedanken negativ? Mindere ich meinen Wert als Person oder suche nach Anlässen, um meine vermeintliche Minderwertigkeit und Nutzlosigkeit zu bestätigen?

Wenn Sie mindestens zwei dieser Fragen bejahen können, so kommt die Diagnose der klinischen Depression infrage, auch wenn die Bejahung dieser Fragen für eine ausführliche Diagnose unzureichend ist. Jeder hat mal eine „depressive Phase“, wie man umgangssprachlich sagt, in der man sich unsicher vorkommt und dadurch melancholisch gestimmt ist. Wenn sie jedoch längerfristig anhält, keine besonderen Auslöser braucht und immer wieder zurückkehrt und man vor allen Dingen das Gefühl hat, seinen Problemen ausgesetzt zu sein, dann ist es sehr wahrscheinlich, dass man mit einer klinischen Depression leben muss.

Wichtig ist es, sich bewusst zu machen, dass diese Krankheit so weit heilbar ist wie man bereit ist, für die Heilung zu gehen. Man kann mehr an seinen Gedanken beeinflussen als man denkt. Oftmals ist es der Fall, dass von Depressionen geplagte Menschen negative Emotionen durch negative Gedanken heraufbeschwören. Etwas wie ein inneres Ich „flüstert“ einem Sachen zu, die man nicht wahrhaben möchte und, die man am liebsten gar nicht generieren würde. Man ist sich nicht sicher, ob sie wahr oder unwahr sind, aber sie beziehen sich meistens auf einen selbst, wie auf die Gegenwart so auch auf die Zukunft. Sie hinterfragen Dinge, die Ihnen eigentlich Freude bereiten, solange, bis sie unattraktiv und uninteressant erscheinen. Man mindert sowohl sein eigenes Selbstwertgefühl als auch das der Mitmenschen in der unmittelbaren Umgebung. Man denkt, dass die Familie, Freunde und andere Menschen im direkten Umfeld genauso leer, nutzlos und überflüssig sind wie man selbst.

Diese Gedanken abstrahieren anschließend ins Unendliche und laufen darauf hinaus, dass man nicht nur darin keinen Sinn mehr findet, sondern überhaupt keinen Sinn mehr. Depressionen treiben viele Menschen in den Selbstmord, weil ihnen alles sinnlos und leer erscheint, weil sie sich selbst sinnlos und leer fühlen.

Man kann diese emotionalen Eskalationen vorbeugen, indem man nicht die emotionale Ebene „triggert“, sondern die rationale. Es ist wichtig, zunächst die eigene „Vernunft“ zu wecken, die die Emotionen anschließend zurechtrückt. Sobald man merkt, dass man sich negative Gedanken einredet, sollte man nicht versuchen, sie wegzudenken und zu ignorieren. Das führt nur dazu, dass sie im Unterbewusstsein gelagert werden und weiterhin an uns zerren, weil sie nicht verarbeitet wurden.

Lassen Sie negative Gedanken aktiv zu. Das bedeutet nicht, dass man sich in ein emotionales Tief rein denkt, sondern kontrolliert den

Gedankenfluss zulässt, um ihn zu beobachten. Man stellt sich hierbei die Frage „Was geht in meinem Kopf vor?“ und setzt sich das Ziel, diese Frage so präzise wie möglich zu beantworten. Schließlich machen Psychologen und Psychotherapeuten auch nichts anderes als so lange mit uns zu sprechen und arbeiten, bis wir keine Angst davor haben, uns selbst zu öffnen und unsere Probleme nicht zu verdrängen, sondern an uns heranzulassen.

Beobachten Sie, in welche negative Richtung sich Ihre Gedanken entwickeln. Reden Sie sich ein, dass Sie ein minderwertiger Mitarbeiter sind, der im Vergleich zu allen anderen nichts hinbekommt oder keine herausragenden Leistungen erbringt? Haben Sie das Gefühl, dass Sie mit Ihrem Partner nicht glücklich sind, weil der Partner diese oder jene Makel aufweist? Haben Sie das Gefühl, dass Sie grundsätzlich einen falschen Weg im Leben eingeschlagen haben und nun vor der Zukunft flüchten wollen?

Hinterfragen Sie diese Gedanken. Wenn Sie die Gedanken, die Sie quälen und in Depressionen zwängen, erarbeitet haben, fragen Sie sich, ob sie Hand und Fuß haben. Vergleichen Sie sich dabei am besten nicht mit anderen Menschen und versuchen Sie es gar nicht erst mit „aber denen geht es ja schlechter als mir“, weil es auch immer Menschen gibt, denen es Ihrer Meinung nach besser gehen wird, was für Ihr Vorhaben kontraproduktiv ist. Fokussieren Sie sich stattdessen auf sich selbst und horchen Sie in sich hinein. Tut Ihnen Ihre Situation wirklich nicht gut oder suchen Sie das Negative von sich aus?

Ursachen und Auslöser für eine Depression

Anders als zum Beispiel bei einem Beinbruch kann eine Depression in der Regel nicht auf eine einzelne Ursache oder nur einen Auslöser zurückgeführt werden. Auch stellt sich häufig die Frage ob es sich bei der Depression nun um eine körperliche oder seelische Erkrankung handelt. Auch diese Frage kann nicht mit einer eindeutigen Zuordnung beantwortet werden. Ähnlich einer Münze muss man bei einer depressiven Erkrankung stets beide Seiten betrachten. Man bezeichnet sie als die psychosoziale Seite und die neurobiologische Seite.

Zu den psychosozialen Aspekten gehören traumatische Erlebnisse, chronische Überbelastung oder Verlusterlebnisse.

Unter den neurobiologischen Aspekten versteht man genetische Faktoren, Veränderungen auf der Hormonebene und ein Ungleichgewicht der Botenstoffe in bestimmten Hirnregionen.

Für die Wahl der geeigneten Therapie müssen immer beide Aspekte mit einbezogen werden. Während für die psychosozialen Aspekte häufig die Psychotherapie das Mittel der Wahl ist, kommen bei den neurobiologischen Aspekten eher Medikamente zum Einsatz. Da mögliche Ursachen aber sowohl auf der einen als auch der auf der anderen Seite zu suchen sind, wird in den meisten Fällen eine Mischtherapie aus Psychotherapie und Medikamenten angewandt.

Da die Depression durch viele Umstände und Faktoren verursacht werden kann, sollen hier nur die am häufigsten auftretenden Ursachen genannt werden.

Genetische Veranlagung

Nach heutigem Wissensstand tragen erbliche Vorbelastungen erheblich zu der Entstehung einer Depression bei. Sie treten innerhalb einer Familie gehäuft auf. Sind Verwandte ersten Grades an einer Depression erkrankt, liegt die Wahrscheinlichkeit selbst an einer solchen zu erkranken bei etwa 15 %. Bei eineiigen Zwillingen liegt die Wahrscheinlichkeit, dass beide an einer Depression erkranken bei über 50 %. Dies gilt unter anderem als Beweis dafür, dass genetische Faktoren eine Rolle spielen.

Funktions- und Stoffwechselstörungen im Gehirn

Durch zahlreiche Untersuchungen hat man die Erkenntnis erworben, dass depressive Patienten im Vergleich zu gesunden oft eine geringere Aktivität von Botenstoffen, den sogenannten Neurotransmittern wie Serotonin, Noradrenalin oder Dopamin, aufweisen. Da durch die Vergabe von sogenannten Antidepressiva, die für eine Erhöhung der Botenstoffe im neuronalen System sorgen, oftmals eine Besserung auftritt, gelten auch diese Ursachen als belegt.

Psychosoziale Faktoren

Sogenannte Entwicklungs- und Persönlichkeitsfaktoren können bereits durch eine fehlgeleitete Entwicklung in der Kindheit hervorgerufen werden. Oft ist ein ängstlich-fürsorglicher Erziehungsstil für eine „erlernte Hilflosigkeit" verantwortlich. Ebenso sind die Betroffenen weniger gut in der Lage, Stress zu bewältigen. Aber auch andere Störungen in der Kindheit wie zum Beispiel der frühe Verlust eines Elternteils oder eine disharmonische Mutter-Kind-Beziehung gelten als mögliche Ursachen. Auch nicht verarbeitete Traumata (sexueller Missbrauch, Krieg, Naturkatastrophen) können bei einer neuerlichen Krisensituation zum Ausbruch einer Depression führen. Belastende Lebensereignisse wie lang andauernder Stress, Arbeitslosigkeit oder der Tod eines geliebten Menschen gelten ebenfalls als auslösende Faktoren im psychosozialen Bereich.

Lichtmangel

Einige sehr sensible Personen reagieren während der dunkleren Jahreszeit mit vorübergehenden depressiven Episoden auf den Lichtmangel.

Erkrankungen des Körpers

Auch eine Erkrankung des Körpers kann Auslöser für eine Depression sein. Dazu zählen zum Beispiel die Schilddrüsenerkrankung, andauernde

Schmerzzustände, chronische Krankheiten, lebensbedrohliche Infektionen, Krebserkrankungen und auch der Missbrauch von Tabletten oder Alkohol. Um körperliche Erkrankungen als Ursache für die Depression ausschließen zu können, gehören zu jeder Diagnose immer körperliche und neurologische Untersuchungen dazu.

Diese medizinischen Ursachen sind im Grunde genommen aber doch nur nette Fakten, die bei der praktischen Umsetzung wenig Aussagekraft haben und alles eher erschweren. Daher unterscheiden wir praktischerweise nur zwischen **externen** und **internen** Faktoren, die Menschen depressiv stimmen. Wie die Namen schon verraten, geht es einerseits speziell um die Einflüsse, die aus der Umwelt zu uns kommen und andererseits um Regungen, die sich ausschließlich in uns abspielen.

Externe Faktoren

Was versteht man aber nun unter Einflüssen, die aus der Umwelt auf uns einwirken? Bevor Sie die Antwort auf die Frage bekommen, stellen Sie sich diese selbst und überlegen Sie, welche Ereignisse, Verpflichtungen, Aufgaben und andere Herausforderungen auf Sie einwirken.

Das sind bei den meisten Menschen ähnliche Sorgen:

- ☐ Existenzabsicherung
- ☐ Finanzielle Sorgen
- ☐ Familiäre/partnerschaftliche Sorgen
- ☐ Gesundheitliche Sorgen
- ☐ Leistungsdruck und Verpflichtungen

Aus diesen Faktoren erwachsen die meisten unserer Probleme. Dabei sind manche mittlerweile so selbstverständlich zu einem Teil von unserem Leben geworden, dass wir uns diese Ereignisse gar nicht als Gründe und Ursachen für Depressionen vorstellen können.

Vor allen Dingen Stress ist eine moderne Krankheit, die die meisten Menschen betrifft und bei Menschen mit gewissen Veranlagungen Depressionen begünstigt. Das ist auch kein Wunder, wenn wir uns dieses Beispiel anschauen:

Peter K. arbeitet in der Buchhaltung in einer großen Firma. Täglich muss er hunderte von Rechnungen bearbeiten, ständig klingelt das Telefon, die Kollegen gehen rein und raus und der Chef duldet keinen Fehler. Er weiß auch, dass diese Stelle sehr begehrt ist, da die Bezahlung stimmt und auch die Komplexität der Tätigkeiten genau seinen Vorstellungen entspricht. Darüber hinaus braucht er diesen Job, denn er hat eine Frau und zwei Kinder und muss das Haus abbezahlen.

Allein die Sorge, dass irgendetwas passieren könnte, sodass die finanziellen Grundlagen nicht mehr da sind und er versagen könnte, ist ein Stressfaktor, den man nicht unterschätzen darf. Denn ständig schwirren die Gedanken an das Versagen im Hinterkopf und man hat Angst, auch nur einen Schritt nach links oder nach rechts zu machen, damit man nicht durch einen anderen, kompetenteren Mitarbeiter ersetzt wird. Nun analysieren wir die Situation von Peter K. und arbeiten heraus, welche externen Faktoren in seinem Fall eine besondere Rolle spielen:

- ☐ Angst, ein Versager zu sein
- ☐ Angst, ersetzbar zu sein
- ☐ Angst, nicht perfekt zu sein
- ☐ Angst, seine Familie nicht mehr versorgen zu können

Diese Ängste in Kombination mit Stress sind der perfekte Nährstoff für Depressionen. Nun schauen wir uns aber an, ob Peter K. die Ängste, die er hat, wirklich haben muss. Er wurde seit Monaten nicht mehr von seinem Chef zu sich gebeten und es gab nie ein Problem, weder mit der Buchhaltung noch mit anderen Kunden oder Kollegen. Er kann das Haus in aller Ruhe abbezahlen und auch in der Familie läuft alles soweit glatt.

An diesem Beispiel können wir erkennen, dass die Ängste und Sorgen, die im Falle von Depressionen Alltag sind, zwar verständlich und nachvollziehbar, aber dennoch irrational und emotional angehaucht sind. Doch woher kommt das? Wenn wir keine eindeutigen, negativen Impulse von außen bekommen, woher sollen sie dann kommen?

Aber dazu später. **Zunächst folgende Frage**: Wenn Sie an Ihre Ängste denken, was fällt Ihnen spontan ein? Wenn Sie an Ihre betrübte Stimmung denken, was haben Sie vor Augen? Schreiben Sie alle externen negativen Einflüsse auf. Es muss nicht immer Arbeit oder Stress sein, es muss noch nicht einmal Streit sein.

Doch woher kommen sie nun, unsere Ängste, die letztlich dazu führen, dass wir die Freude am Leben verlieren und uns nicht mehr dazu bekommen können, unseren Alltag fortzuführen? Meistens liegt die Erklärung in unserem Inneren. Und wenn man darüber nachdenkt, ist es an sich recht logisch: die meisten Menschen sind ähnlichen Problemen ausgesetzt. So gut wie jeder Mensch kennt Probleme mit Geldbeschaffung, Liebeskrisen usw., aber nicht jeder Mensch hat Depressionen. Also muss die Ursache in unserem Denken und unserer Herangehensweise liegen, die dafür sorgt, dass wir Dinge, die uns umgeben, nicht rational, sondern emotional und panisch aufnehmen. Und damit kommen wir auch schon zu den inneren Faktoren.

Innere Faktoren

Welche interne Faktoren gibt es, die uns in die Arme von Depressionen treiben und wie sorgen sie dafür? Zunächst muss man erkennen: mit unserem Verstand können wir auf uns selbst, aber auch auf die Umwelt bezogen, ganz viele Dinge beeinflussen. Folgende Kriterien gehören zu den wesentlichen Problempunkten:

- ☐ Stark ausgeprägte Selbstkritik
- ☐ Negative Denkweise
- ☐ Grübeln
- ☐ Unrealistische Erwartungen
- ☐ Einsamkeit und das Gefühl, nicht verstanden zu werden
- ☐ Fehlende Routine
- ☐ Frustration
- ☐ Fehlender Bezug zur Realität

Stark ausgeprägte Selbstkritik.

Selbstkritik und Reflektion sind an sich gute Eigenschaften, die Menschen dabei helfen, sich selbst wie im Spiegel zu betrachten und zu erkennen, ob der Weg, den man geht, so ausschaut, wie man ihn sich ausgemalt hat. Man kennt es aber, die Dosis macht das Gift.

Zu viel Selbstkritik führt dazu, dass man „blind“ wird, gegenüber sich selbst, gegenüber seiner Arbeit, gegenüber seiner Familie und gegenüber der gesamten Umwelt. Das Paradoxe daran ist, dass man mit dem Wunsch, perfekt zu sein und alles perfekt zu machen, praktisch von Beginn an schon verloren hat.

Man kann nichts perfekt machen. Denn es gibt immer unterschiedliche Arten und Weisen, Dinge anzugehen und die eine perfekte Lösung gibt es so gut wie nie, es sei denn, man löst mathematische Formeln. Viele Menschen neigen dazu, Dinge voreilig zu werten und Ihre Urteile abzugeben, ohne, dass die Situation es erfordern würde.

Halten Sie sich daher mit Wertungen zurück. Das gilt sowohl für andere Menschen als auch für Sie selbst. Das macht das Leben einfacher und Sie werden merken, wie viel Freiheit und Möglichkeiten sich Ihnen öffnen. Das bedeutet nicht, dass Sie gar nicht werten sollten, allerdings sollten Wertungen so ausfallen, dass sie sich weder gegen jemanden richten noch jemanden in den Himmel loben. Das bedeutet übersetzt: seien Sie nicht neidisch auf andere, weil sie ein schöneres Leben zu führen scheinen und versuchen Sie auch nicht, Ihr eigenes Leben über das Leben anderer zu stellen.

Die Herausforderung bei einer überspitzten und übertriebenen Selbstkritik liegt darin, diese zu erkennen. Man muss sich bewusst machen und am besten auch dauerhaft im Blick behalten, dass diese negativen Gedanken, die unsere Handlungen kritisieren, nur ein Teil von uns sind, aber nicht unser Ich als solches. Erinnern Sie sich an die Cartoons, in denen Engelchen und Teufelchen auf den Schultern der Figuren auftauchen und dann unterschiedliche Dinge ins Ohr flüstern. So ähnlich verhält es sich mit Selbstkritik, die zu kritisch und nicht mehr realitätsbezogen ist: sie ist einseitig, beleuchtet nur negative Aspekte und blendet Positive aus und lässt einem keine Chance, sich nach links und rechts umzuschauen. Aber man sollte eben auch nicht vergessen, dass das Engelchen auch da ist. Es ist vielleicht nicht immer präsent, allgegenwärtig und so hartnäckig wie das Teufelchen, aber man muss seine Anwesenheit ausreizen, ihn zu sich einladen und versuchen, ihn bei sich zu behalten. Dieses "Engelchen" ist die Liebe und Wertschätzung für sich selbst. Er betont unsere guten Seiten, unsere starken Seiten. **Was muss man tun, um dieses Engelchen zu beschwören?** Sobald Sie merken, dass Sie sich über sich selbst ärgern, schreiben Sie auf, weswegen.

Haben Sie etwas vergessen oder verloren?

Nicht aufgepasst?

Einen Fehler zugelassen oder einen Vorsatz nicht erreicht?

Da wird das Teufelchen Ihnen zuflüstern: "Schau, du kannst ja gar nichts. Du hast nicht mal den Boden gewischt, obwohl du es machen wolltest. Du wolltest um 9 aufstehen, bist aber vor 12 nicht aus dem Bett gekommen. Du bist einfach ein Versager, keiner kann sich auf dich verlassen."

Lassen Sie diese Gedanken ruhig durchlaufen, es ist wichtig zu verstehen, was er Ihnen sagt. Erinnern Sie sich in diesem Moment aber auch an Dinge, auf die Sie stolz sind.

Was war das größte Erfolgserlebnis, das Sie jemals hatten?

Was ist eine Errungenschaft, die Sie jederzeit präsentieren würden?

Worin liegen Ihre Stärken?

Und Sie werden sehen, die Laune wird sich wandeln und Ihre innere Stimme wird Ihnen sagen: "Erinnerst du dich damals, als du die Hausarbeit in 2 Wochen geschrieben hast, obwohl die meisten 6 Wochen gebraucht haben und dann eine gute Note bekommen hast? Oder als der Prüfungsleiter dich gelobt hat? Schau dir deine Wohnung an, deine Freunde, deine Familie, wie viel Glück du hast, dass sie in deinem Leben präsent sind."

Das klingt alles kitschig und etwas abgedroschen, aber müssen glückliche Gedanken komplex sein? Müssen es globale Heldentaten sein, auf die man stolz sein kann und der Rest ist lediglich eine Art Verpflichtung?

Nein! Wir haben viel weniger Verpflichtungen als wir denken und wir schaffen meistens mehr als wir wirklich müssen. Man muss es nur vor Augen haben und die Erfolge, die man in seinem Leben erreicht hat, nicht vergessen, verdrängen und in ihrem Wert mindern.

Lernen Sie es, mit der kritischen Stimme in Ihrem Kopf einen freundschaftlichen Umgang zu pflegen. Es ist durchaus nicht schlecht, wenn sie da ist, im Gegenteil. Kritisches Denken ist super, es bewahrt uns vor Situationen, in denen man uns einen Bären aufbinden würde, es schützt uns vor Naivität und davor, ausgenutzt zu werden. Es darf allerdings nicht auf die eigenen Kosten gehen, denn kritisches Denken soll uns gut tun nicht uns nicht zerstören. Ansonsten ist es wie ein Medikament, das uns umbringt, anstatt uns zu heilen.

Negative Denkweise

Wir unterschätzen oft die Kraft, die Gedanken haben und merken gar nicht, wie negativ aufgeladene Gedanken uns die Lebensfreude stehlen. Ähnlich wie das zu kritische Denken sind negative Gedanken auf nur eine Seite der Medaille fokussiert. Es ist, als würde man sich ein Foto von der Rückseite anschauen und sagen, dass da nichts drauf sei und Fotos generell langweilig und uninteressant seien, weil sie nur ein Stück weißes Papier sind.

Es ist durchaus in Ordnung und gesund, negative Gedanken zu entwickeln, da sie zu unserem kritischen Denken gehören. Wer positiv und blind durch die Gegend läuft und alles schön findet, übersieht durchaus Fallen, die für ihn böse ausgehen können. Problematisch wird das negative Denken allerdings dann, wenn negative Gedanken sich auf Dinge und Ereignisse übertragen, die als solche positive oder zumindest keine Gefühle aufkommen lassen sollten.

Ein Beispiel wäre: Der Chef hat Sie zu sich ins Büro gebeten, hat aber nicht gesagt weswegen. Vor einigen Tagen haben Sie wichtige Unterlagen vorbereitet.

Fall 1: Sie denken, dass der Chef Sie ruft, weil er einen gravierenden Fehler entdeckt hat, der Vertrag nun nicht stattfinden wird, Sie entlassen werden und keine finanzielle Grundlage mehr haben.

Fall 2: Sie denken, dass der Chef Sie zu sich ruft, weil es etwas Unbestimmtes zu besprechen gibt, das für Sie relevant ist.

Der erste Fall ist ein deutliches Beispiel für eine negative Denkweise, der zweite Fall versinnbildlicht die neutrale Sicht der Dinge.

Welchen Vorteil hat Fall 2? Fall 2 hält die Situation offen und hilft dabei, gefasst die Situation anzugehen. Wenn Stress mit dem Chef droht oder Sie einen Fehler gemacht haben, wird es Ihnen nicht helfen, nervös den Raum zu betreten. Zumal die Verunsicherung dazu führt, dass der Chef unabhängig von dem Anliegen denken würde, es stimme etwas nicht. Letztendlich schaukelt sich die Situation für Sie hoch, wenn Sie Fall 1 durchziehen, da Sie einen Eindruck vermitteln, dass etwas vorgefallen ist, unabhängig davon, ob es wahr ist oder nicht.

Solchen Situationen begegnen wir im Alltag am laufenden Bande. Doch wie geht man damit um?

Schreiben Sie den negativen Gedanken auf. Wenn Sie sich den Gedanken, der Unwohlsein auslöst, aufschreiben, bekommen Sie mehr Klarheit darüber, was Ihnen Angst bereitet. Nun gehen Sie alle Möglichkeiten durch und überlegen, was davon realistisch zutrifft bzw., was rein situativ sinnvoll ist und was vernachlässigt werden kann.

Der zweite Schritt ist schwieriger, denn hierbei geht es darum, **das Aufgeschriebene durchzusetzen.** Es ist durchaus verständlich, dass die negativen Gefühle an einem nagen und nicht loslassen, das ist aber genau das Problem, sodass es nicht der Fokus sein sollte. Der Fokus sollte sein, wie man die Probleme löst, denken Sie also **lösungsorientiert.**

Stellen Sie sich folgende Fragen:

- ☐ **Was ist das Schlimmste, das ich mir in dieser Situation vorstellen kann?**

- ☐ Bereiten Sie sich auf das Schlimmste vor. Stellen Sie sich vor, was das Übelste sein könnte, was Ihnen nun passieren könnte. Wenn Ihre negativen Gedanken übertreiben wollen und Sie meinen, diese nicht im Griff zu haben, dann ergreifen Sie die Initiative und übertreiben Sie selbst, aber nicht passiv und subtil, sondern aktiv und augenfällig. Wie bei einem Minenfeld: Sie warten nicht, bis die Mine zufällig in die Luft fliegt; sie gehen hin und suchen sie, um sie zu entschärfen.
- ☐ **Warum finde ich das schlimm und welche Auswirkungen hätte das auf mich?**

Nun entschärfen Sie die Mine, entwickeln Sie eine Lösung für das aufgeblasene Problem. Arbeiten Sie am besten mit Bildern im Kopf und stellen Sie sich vor Ihrem inneren Auge vor, was Sie sagen oder wie Sie handeln. Stellen Sie sich aber am besten das vor, was Sie auch durchführen können. Wenn Sie sich vorstellen, wie Sie Ihre Rivalen verprügeln oder ihre Sachen ins Klo stopfen, während Sie diese beschimpfen, aber schon während der Illusion wissen, dass Sie nichts davon umsetzen können, bringt diese Vorstellung gar nichts. Bleiben Sie also realistisch und entwickeln Sie umsetzbare Lösungen. Wenn Sie nicht selbst zu Lösungen kommen, können Sie die aufgeschriebenen Vorstellungen mit jemandem teilen und nach Vorschlägen fragen. **Kommunizieren Sie Ihre Angst.** Sie erscheint einem viel kleiner, wenn sie ausgesprochen ist, da man merkt, wie viele Übertreibungen negative Gedanken in unsere Vorstellungen einbetten. Fragen Sie sich also:

- ☐ **Wie kann ich dieses Problem lösen? Was muss ich sagen, um die Situation zu lockern oder gar aus der Welt zu schaffen?**

Grübeln

Grübeln ist der kleine Bruder von negativen Gedanken. Man hat eine melancholische Stimmung, steht am Fenster, schaut in die Ferne und grübelt.

Als Grübeln bezeichnet man eine Art und Weise der Gedankenführung, bei der man sich zwar mit den aktuellen Problemen beschäftigt, aber ohne Ergebnis, sprich es handelt sich um ein **unproduktives Denken.**

Unproduktives Denken ist insofern störend, als dass es ein Gefühl von Frust und Sinnlosigkeit auslöst. Wenn wir über ein Thema nachdenken, wollen wir in der Regel zu einem Ergebnis kommen, das Thema abhaken und sich etwas angenehmeren widmen. Beim Grübeln läuft man aber solange im Kreis, bis man merkt, dass man mit seinen Gedanken im Kreis läuft, versteht, dass es sinnlos ist, aber auch nicht damit aufhören kann, weil die Gedanken sich wie von selbst aufzwingen.

In der Psychologie spricht man davon, dass man seine "Gestalt vollenden" sollte. Das bedeutet, dass die Situation, die zum Gegenstand des Grübelns geworden ist, auf welche Art und Weise auch immer, aufgelöst oder abgeschlossen werden sollte.

Wenn Sie beispielsweise eine Trennung von Ihrem Partner durchleben, ohne mit ihm oder ihr darüber gesprochen zu haben und die Gründe herausgearbeitet zu haben, so werden Fragen wie "Wie konnte das passieren?" oder "Was habe ich falsch gemacht?", ewig in Ihrem Kopf herumschwirren. Daher ist es wichtig, darüber zu sprechen, was einen beschäftigt, um sich natürlich einerseits die Last von der Seele zu reden, andererseits aber auch, um die Situation für sich zu klären und sie wirklich zu verstehen.

Schreiben Sie die Dinge auf, die Sie im Moment dauerhaft beschäftigen und mehrfach am Tag in ihrem Kopf auftauchen, ohne einen Anlass zu haben und wie verirrte Vögel wild in Ihrem Kopf herumschwirren, ohne, dass Sie sie konkret fassen können.

Überlegen Sie, wie Sie diese Gedanken schließen können bzw. den Auslöser für das "Grübeln" nochmal auf die Weise verarbeiten können, auf die Sie damit zufrieden wären. Wenn Sie die Lösung nicht selbst finden, ist es nicht schlimm. Es ist in dem Fall besser, sich mit Ihren Vertrauenspersonen oder einem Therapeuten zu unterhalten.

Unrealistische Erwartungen

Positive Gefühle und Gedanken entwickeln sich meistens dann, wenn die Dinge in unserem Leben laufen, sprich wenn wir zufrieden sind. Das mag banal klingen, jedoch ist es in der Umsetzung nicht so einfach wie es scheint.

Analysieren Sie Ihre Erwartungen an sich selbst. Schreiben Sie diese auf und überlegen Sie, wie lange Sie sich vornehmen oder vorgenommen haben, sie durchzusetzen.

Überlegen Sie, wie viel Zeit vergangen ist, seitdem Sie sich die entsprechende Sache vorgenommen haben.

Und zuletzt überlegen Sie, wie viel Sie von dem, was Sie sich vorgenommen haben, wirklich umgesetzt haben.

Wenn Sie merken, dass der Zeitpunkt, an dem Sie sich etwas vorgenommen, weit in der Vergangenheit zurückliegt, der Fortschritt aber nicht signifikant bis gar nicht vorhanden ist, sollten Sie sich fragen, woran es liegt.

Wenn Sie Lust auf diese Aufgabe haben: Halten Sie die Fristen, die Sie sich gesetzt haben, für realistisch?

Viele Menschen nehmen sich vor, in drei Wochen Chinesisch zu lernen, drei Seminare zu absolvieren und nebenher noch den Alltag zu meistern. Letzten Endes schaffen sie vielleicht das Letzte, aber nichts von den beiden anderen Sachen. Warum? Ganz einfach: unrealistische und zu hoch gesetzte Ziele führen zu Frustration und mindern die Motivation. Dabei ist das Maß stets subjektiv und sollte nicht verglichen werden.

Nur weil Ihr Arbeitskollege in sechs Jahren sechs Sprachen gelernt hat, bedeutet es nicht, dass es nichts wert ist, wenn Sie in sechs Jahren "nur" eine gelernt haben. Ehrgeiz ist ein individuelles Maß und als allgemeine Messlatte daher nicht geeignet.

Setzen Sie sich realistische Ziele, bleiben Sie allerdings konsequent. Wenn Sie etwas erledigen müssen und dafür mehrere Tage haben, dann handeln Sie jeden Tag ein bisschen oder legen Sie direkt los, denn Aufschieberitis hilft so gut wie keinem.

Machen Sie jeden Tag einen kleinen Schritt. Auch wenn es nicht unbedingt um Arbeit geht: wenn Sie seit mehreren Tagen untätig sind und sich nicht aufraffen können, auch nur irgendetwas zu tun, fangen Sie mit den kleinsten Kleinigkeiten auf. Heben Sie die Socken auf, die Sie seit mehreren Tagen im Visier haben oder gießen Sie die Blumen. Wichtig ist es, aus dem Tiefpunkt herauszukommen, indem man immer minimal mehr macht als vorher.

Und wieder mal: **Nehmen Sie sich nur das vor, was Sie auch wirklich umsetzen können.** Wenn Sie sich seit mehreren Tagen nicht mehr aus dem Bett kriegen konnten, sollten Sie sich nicht vornehmen, eine Hausarbeit innerhalb einer Woche zu schreiben.

Schreiben Sie sich am besten einen Plan mit ganz kleinen strukturierten Schritten, die Sie einfach nur abhaken müssen. Auf diese Weise haben Sie eine Übersicht über den Umfang der Tätigkeiten und können schon bei der Planung überlegen, ob das, was Sie sich vornehmen, realistisch ist.

Einsamkeit

Einsamkeit ist oft einer der wichtigsten Faktoren, wenn es um die Ursachenfindung bei Depressionen geht. Menschen, die einsam sind, fühlen sich unverstanden, überflüssig und ungewollt. Dabei leiden deren sozialen

Kompetenzen auf eine Art, die verhindert, dass man in der Lage ist, soziale Kontakte zu knüpfen oder aufrecht zu erhalten.

Einsamkeit kann aber auch vorliegen, wenn man durchaus Freunde und Verwandte hat, sich bei denen aber nicht verstanden fühlt. In diesem Fall fehlt die sogenannte Bezugs- oder Vertrauensperson.

Es ist zugegebenermaßen schwierig, eine Vertrauensperson zu finden, wenn die sozialen Kompetenzen durch die Symptome von Depressionen beeinträchtigt sind. So sollte man sich daher womöglich zunächst an beratende Hilfsstellen oder Therapeuten wenden, die Ihnen zunächst einmal ermöglichen, einen Anschluss zu finden und Vertrauen zu Menschen herzustellen.

- ☐ **Haben Sie Freude, bei denen Sie sich vorstellen können, ein tiefergehendes Vertrauen aufzubauen?**
- ☐ **Warum haben Sie im Laufe Ihres Lebens keine tiefergehenden Freundschaften geschlossen?**
- ☐ **Warum haben Sie das Gefühl, dass Sie sich Menschen nicht anvertrauen wollen oder nicht anvertrauen können?**

Solche Fragen können Sie für sich selbst beantworten, das reicht aber nicht aus, um das wirkliche Problem zu lösen.

Wichtig ist, dass Einsamkeit dazu führt, dass wir das Gefühl haben, nutzlos und überflüssig zu sein. Im Gegensatz zum Alleinsein ist sie negativ konnotiert und setzt vielen Menschen nicht nur mental, sondern auch körperlich zu. Das Problem an Einsamkeit ist die Tatsache, dass viele Menschen dort nicht herauskommen, weil ihnen die sozialen Kontakte oder auch Kompetenzen fehlen. Somit bildet sich ein Teufelskreis, der unterbrochen werden sollte.

Für einen ersten Schritt existieren daher Programme für einsame Menschen jeden Alters, sowohl jung als auch schon älter. Bei diesen Beratungsstellen werden nicht nur grundlegende Hilfeleistungen gegeben, sondern auch Kontakte vermittelt, um Menschen aus ihrer Einsamkeit zu helfen.

Wenn Sie einsam sind und das Gefühl haben, nicht an Menschen heranzukommen, sollten Sie sich an eine solche Hilfsstelle wenden. Es ist nicht verwerflich, wenn man nicht weiß, neue Freundschaften zu knüpfen oder einen Lebensabschnitt hat, an dem man alleine dasteht. Wenn diese Situation allerdings bedrückend wird und Sie damit nicht mehr umzugehen wissen, ist es wichtig, die Hilfe anderer Menschen in Anspruch zu nehmen.

Viele Menschen schämen sich, weil sie einsam sind und fühlen sich dadurch wertloser als andere. Dabei ist es nur wichtig, einen guten Willen zu zeigen und vor allen Dingen die richtigen Menschen zu finden. **Nicht alle Menschen sind gleich.** Wenn Sie sich vor anderen Menschen scheuen, weil Sie schlechte Erfahrungen gemacht haben oder, weil Ihnen etwas Schlechtes angetan wurde, bedeutet es nicht, dass alle Menschen Ihnen Böses wollen. Misstrauen ist daher durchaus angebracht und teilweise sogar von Vorteil, ein vollständiger sozialer Rückzug begünstigt Depressionen allerdings erwiesenermaßen.

Fehlende Routine

Routine ist, auch wenn es sich langweilig und unspektakulär anhört, beinahe existenziell für jeden Menschen. Das bedeutet nicht, dass man sich dabei langweiligen Tätigkeiten widmen muss, die keinen Spaß machen. Es geht vielmehr um Tätigkeiten, die man **regelmäßig** und **kontinuierlich** ausführt. Dazu gehören solche Dinge wie:

- ☐ Körperpflege
- ☐ Ordnung (Wohnung, Arbeit etc.)
- ☐ Hobbys und Freizeit

Routine gibt Menschen das Gefühl von Sicherheit und Wissen, was morgen passiert. Fehlt einem Menschen diese Sicherheit, entwickelt er schnell Zukunftsängste und hat das Gefühl, dass das Leben ein zeitloses Chaos ist, das nicht zu erfassen ist.

Dabei **strukturiert jeder Mensch sein Leben selbst.** Bzw. wird es durchaus auch fremdbestimmt strukturiert, was aber nicht immer von Nachteil ist (gerade dann nicht, wenn man es nicht von sich aus schafft).

So ist beispielsweise Arbeit ein Faktor, der das Leben vieler Menschen taktet. Man hat meistens einen Arbeitsplan, den man regelmäßig einhält und dabei nicht nur eine psychologische, sondern auch finanzielle Sicherheit bietet.

Wenn diese Möglichkeit entfällt. bleiben jedoch viele andere. Regelmäßige Treffen mit Freunden oder Familie bieten im Alltag eine gute Basis, um positive Grundstimmung in den Tag einzubringen und gleichzeitig Zweifel und Sorgen zu nehmen.

Analysieren Sie Ihren Alltag. Notieren Sie sich die Dinge, die Sie:

a) **regelmäßig machen**

b) **gelegentlich machen**

c) **selten bis gar nicht machen**

Vergleichen Sie die Listen. Welche Liste weist die meisten Stellen auf?

Wenn die Liste a) weniger als fünf Beschäftigungen aufweist, so sollten Sie sich ein paar Tätigkeiten aussuchen, die Sie in dieser Liste gerne sehen würden und dann auch entsprechend umsetzen würden.

Oft sind **Motivationslosigkeit, Müdigkeit** und **das Gefühl von Sinnlosigkeit** störende Faktoren, die uns daran hindern, die Routine wie geplant durchzuziehen.

Fragen Sie sich: Habe ich das Gefühl, dass ich Dinge entweder ganz oder gar nicht durchziehe?

z.B.: Wenn ich mir vornehme, von nun an jeden Tag drei Mandeln zu essen, es aber an einem oder zwei Tagen vergesse, lasse ich es vollständig sein, weil ich das Gefühl habe, dass es nichts bringt.

Wenn diese Denkweise auf Sie zutrifft, sollten Sie sich Folgendes merken: **Verabschieden Sie sich von der "entweder oder"-Denkweise.** Es ist tatsächlich eines der beschränkendsten Symptome bei Menschen, die Depressionen ausgesetzt sind, da sie die Perspektiven auf einen Tunnelblick beschränken. Nehmen Sie sich folgende Regel zur Hand:

Sie nehmen sich vor, etwas jeden Tag oder jeden zweiten o.ä. Tag zu machen (siehe realistische Ziele setzen!). Allerdings waren Sie an einem Tag verhindert oder hatten gar keine Lust. Schmeißen Sie das Vorhaben nicht hin, nur weil Sie einen Aussetzer hatten. Sagen Sie sich lieber **"von 100% der Male, die ich mir vornehme, sollte ich mindestens 70% erledigen".** Wenn Sie sich also vornehmen, jeden zweiten Tag Sport zu machen, so sind es beispielsweise ca. 14 Tage im Monat. 70% von 14 Tagen sind ca. acht Tage. Das bedeutet, dass Sie den Sport dann trotz des Vorhabens sechs Mal ausfallen lassen können, ohne sich schlecht zu fühlen. Auf diese Art und Weise nehmen Sie sich etwas den Druck und haben das Gefühl, dass Sie sich etwas Freiheit lassen können und Ihr Vorhaben Sie nicht vollständig im Griff hat.

Es müssen keine sonderlich komplizierten Vorhaben sein, wenn Sie keine Kraft oder Energie haben. Nehmen Sie sich zunächst sehr einfache Aufgaben vor, bei denen Sie sich sicher sein können, sie zu schaffen. Sie können zum Beispiel jeden Tag in ein und dasselbe Café gehen und dort eine Stunde lang ein Buch lesen und einen Kaffee trinken. Oder Sie nehmen sich vor, jeden Tag eine halbe Stunde spazieren zu gehen.

Schreiben Sie auf, welche Aufgaben Sie Ihrer Meinung nach regelmäßig schaffen können. Sie müssen nicht kompliziert und auch nicht unbedingt sinnvoll sein. Es ist nur wichtig, dass sie zu einer festen Zeit oder zumindest einem festen Zeitfenster ausgeführt werden.

Wenn Sie allein keine Motivation entwickeln können, können Sie einen Freund/in oder Ihre Verwandten um Hilfe bitten. Verabreden Sie beispielsweise einen festen Zeitpunkt, an dem Sie sich mit einer Person treffen und beispielsweise etwas kochen. Wichtig ist hierbei, dass die ausgesuchte Person zuverlässig ist.

Frustration

Frust und Frustration sind die Feinde von Motivation, Fortschritt und Erfolg. Die Gründe für diese Zustände sind meistens die, die oben bereits erläutert wurden. Es ist letzten Endes das Gefühl, das man hat, wenn nichts so läuft wie man es möchte. Um das Gefühl von Frust zu überwinden, muss man sich fragen:

Was läuft anders als ich es mir wünsche?

Es ist wichtig herauszufinden, welche Wünsche man hat und wie man sie erreichen kann. Das Verwunderliche ist, dass die meisten Menschen gar nicht wirklich wissen, was sie wollen und gerade deswegen frustriert sind. Menschen, die allerdings Depressionen entwickeln, sind die, die nicht wissen, wie man mit diesem Gefühl umgeht.

Der Grad der Frustration ist dabei davon abhängig, wie viele Faktoren miteinander in Verbindung treten. Wenn es beispielsweise nur um finanzielle Sicherheit geht, so ist man meistens weniger frustriert als wenn man finanziell nicht abgesichert ist, aber zugleich Probleme in der Beziehung und zudem noch keine Hobbys hat, die einem Spaß machen.

Schreiben Sie zunächst auf, welche der inneren und äußeren Faktoren für Ihre Depressionen verantwortlich sind.

Versuchen Sie nun, nicht alle Probleme auf einmal anzugehen, sondern lösen Sie diese nacheinander. Hierfür sollten Sie lernen, **Prioritäten zu setzen.**

Schreiben Sie die Faktoren daher in folgender Reihenfolge auf:

1. das wichtigste Problem

...

x. das unwichtigste Problem

Wenn Sie die Gliederung Ihrer Probleme in einer solchen Liste sortieren, so haben Sie direkt vor Augen:

1. womit Sie anfangen sollten
2. was Sie zu erledigen haben
3. dass die Probleme, die auf der Liste stehen, lösbar sind

Dabei bedeutet es nicht, dass Sie sich vollständig alleine daran wagen müssen. Sie können durchaus zur Hilfe von Außenstehenden greifen und sollten es sogar, wenn Sie sich seit langer Zeit und unter keinen Umständen selbst aufrappeln können.

Fehlender Bezug zur Realität

Die Realität ist ein wichtiger Bezugspunkt für Menschen, die unter Depressionen leiden. Zwar würden jetzt viele das Gegenteil behaupten, denn gerade die Realität sei voller trauriger und deprimierender Dinge. Mehr noch: man sei deprimiert, gerade weil die Realität so schrecklich und negativ ist.

Doch dem ist aus unterschiedlichen Gründen nicht so.

Stellen Sie sich folgende Fragen:

- ☐ **Woher kommen schöne und positive Dinge? Gibt es sie überhaupt?**
- ☐ **Was empfinden Sie als schön, wenn nicht jetzt im Moment, so dann zumindest in der Theorie?**

Die Scheuklappenmentalität, die Menschen mit Depressionen oftmals entwickeln, muss zunächst aufgebrochen werden. Hierfür ist vor allen Dingen Folgendes wichtig:

Die Realität ist nicht einseitig, sie ist weder negativ noch positiv, **die Realität ist neutral.** Was an der Realität nicht neutral ist, ist die persönliche Färbung, die wir ihr verleihen.

Die Realität ist wie eine ungestrichene Wand: sie ist weder rot noch blau, sie ist nur rot oder blau angestrichen. Und so wie man die Wand blau anstreichen kann, kann man sie rot oder auch lila anstreichen.

Es ist nicht immer nur unsere persönliche Entscheidung, wie wir unsere Realität gestalten, da sie mit sehr vielen externen Faktoren zusammenhängt. Dennoch können wir eine ganze Menge beeinflussen, sowohl in Bezug auf interne als auch auf externe Faktoren.

Überlegen Sie sich, warum Sie es für unmöglich oder unrealistisch halten, glücklich/erfolgreich/gesellig etc. zu werden bzw. allgemein gesprochen Ihren Wunschzustand zu erreichen? Fragen Sie sich, ob die Begründung, die Sie dafür haben, realistisch ist. Wenn Sie diese für unrealistisch halten, so suchen Sie mindestens zwei Beispiele, die das Gegenteil beweisen. Lassen Sie sich von diesen inspirieren.

Folgen und Auswirkungen von Depressionen

Unbehandelte Depressionen führen schnell zu einer Verschlimmerung der Situation, da die Betroffenen selbst es meistens nicht schaffen, sich gegen diese Zustände zu wehren. Nicht nur, dass die Symptome der depressiven Erkrankung den Betroffenen selbst belasten, es sind auch Familienangehörige, Partner und der Freundeskreis betroffen. Zusätzlich kann es zu Problemen am Arbeitsplatz kommen. Die erheblichen, krankheitsbedingten sozialen Beeinträchtigungen haben nicht selten zur Folge, dass depressive Patienten auch zum Missbrauch von Alkohol, Medikamenten oder sogar Drogen neigen. Im schlimmsten Fall führt eine unbehandelte Depression zum Suizid (Selbsttötung). Dies geschieht meist am Anfang oder am Ende eine Episode, wenn die Stimmung niedergedrückt ist, der Patient aber noch über genug Energie für die Ausführung einer solchen Handlung verfügt. Manchmal kann es vorkommen, dass ein Patient die Psychopharmaka nicht verträgt oder diese falsch angewandt bzw. verschrieben werden. In diesen Fällen kommt es in seltenen Fällen zu Suizid, weil der Patient zwar Energiewallungen empfindet, allerdings dennoch keine Lust am Leben entwickelt hat, sodass er sozusagen die Kraft „geschenkt" bekommt, die er für das Falsche verwendet. Daher sollten Psychopharmaka immer nur dann angewandt werden, wenn sie wirklich benötigt werden, da mit ihrem Einsatz nicht zu spaßen ist.

Da Depressionen in der Gesellschaft immer noch diskreditiert werden, fühlen sich Betroffene oft von ihrem sozialen Umfeld unverstanden. Dies führt in der Regel dann zu einer sozialen Isolierung. Auch die berufliche Leistungsfähigkeit leidet in den meisten Fällen. Da an Depression erkrankte Menschen in ihrer Motivation und Tatkraft eingeschränkt sind, ist es ihnen häufig unmöglich, einen ganz „normalen" Tagesablauf zu bewältigen. Normale, alltägliche Aufgaben können bereits zu einer enormen Überforderung und Belastung werden. Schon solche Tätigkeiten wie Zähne putzen oder einfach nur aufstehen sind mühsam und erscheinen nicht minder komplex als mathematische Formeln.

Da sowohl Psychotherapien als auch Antidepressiva erst nach einigen Wochen Wirkung zeigen, und auch Nebenwirkungen auftreten können, die die Leistungsfähigkeit am Arbeitsplatz negativ beeinflussen, bleibt vielen Betroffenen nur die Möglichkeit für eine längere Zeit aus dem Arbeitsleben auszusteigen. Es ist weder verwerflich noch unzulässig, dass Menschen mit diagnostizierten Depressionen krankgeschrieben werden, da sie zunächst einen sanften Einstieg ins alltägliche Leben brauchen. Arbeit hängt oftmals mit Stress und Leistungsdruck zusammen, die bei den meisten Patienten teilweise sogar Ursachen ihrer Zustände sind.

Depressionen können auch schwerwiegende Auswirkungen auf Organbereiche haben. Häufig sind davon das Herz-Kreislaufsystem und die körpereigene Immunabwehr betroffen. Auch ein Anstieg der Stresshormone im Blut oder chronische Entzündungsprozesse können während einer depressiven Phase ausgelöst werden.

Nicht selten versteckt sich eine Depression auch hinter einer Vielzahl von körperlichen Beschwerden wie Kopfschmerzen, Rückenschmerzen, Verdauungsproblemen, Atemstörungen, Schwindel, Libidoverlust und Menstruationsproblemen. Eine organische Abklärung bleibt meist ohne Befund, wobei sich die Beschwerden bei einer Nichtbehandlung der Depression verschlimmern können.

Wege aus der Depression

Die Selbstanalyse

Wie bereits erwähnt, ist ein erster Schritt aus der Depression häufig die Selbstanalyse. Wenn Sie bemerken, dass mit Ihnen etwas nicht stimmt oder Sie Zustände verspüren, die Ihnen Sorgen oder Angst bereiten, sollten Sie sich selbst darauf aufmerksam machen. Auch Partner und Familienangehörige können frühzeitig dazu beitragen, dass eine Depression schon im Anfangsstadium erkannt wird und behandelt werden kann. Denn gerade die Familie und gute Freunde kennen Ihr übliches Verhalten und können konstatieren, dass Sie Veränderungen wahrgenommen haben. Viele Patienten, die an Depressionen leiden, reagieren auf Aufmerksamkeit gereizt oder nehmen diese Aufmerksamkeit nicht unbedingt zur Kenntnis. Das sind Ablenkungsstrategien, die dazu da sind, andere Menschen von seinem inneren Chaos und Schmerz fernzuhalten, aus Angst, Misstrauen oder auch Sorge, als Versager dazustehen. Daher ist es wichtig, ein Vertrauensverhältnis zur depressiven Person aufzubauen oder auch andersherum als depressive Person zumindest eine Vertrauensperson zu haben.

Bei Verdacht auf das Vorliegen einer Depression kann es hilfreich sein, sich schon vor einem Besuch beim Arzt mit der Thematik vertraut zu machen. So kann man dem Arzt eine viel genauere Auskunft geben und Fehler, die sich durch eine genaue Untersuchung vermeiden lassen, zu vermeiden.

Oftmals gehen einer Depression unspezifische Frühsymptome voraus, also Anzeichen die sehr wohl auch auf andere Erkrankungen hinweisen könnten. Diese ersten Symptome können ganz ohne Anlass oder aber als Reaktion auf ein belastendes Ereignis auftreten und sich ganz allmählich über Wochen und Monate, in den seltensten Fällen jedoch über Nacht oder innerhalb weniger Tage, zu einer depressiven Phase entwickeln.

Diese **Frühsymptome** sollte man beachten:

- ☐ undefinierbare Kopf- oder Bauchschmerzen
- ☐ Rückenschmerzen
- ☐ Energiemangel und ständige Müdigkeit
- ☐ Angst
- ☐ Reizbarkeit
- ☐ zunehmende Lustlosigkeit, Apathie und nachlassendes sexuelles Interesse
- ☐ gedrückte Stimmungslage
- ☐ Schlafstörungen oder ein erhöhtes Schlafbedürfnis
- ☐ Appetitlosigkeit oder ein gesteigertes Verlangen nach Essen (häufig verlangt es Betroffene nach süßen oder salzigen Lebensmitteln).

Nicht selten verändert sich auch das **Erscheinungsbild** des Patienten bei einer beginnenden Depression:

- ☐ Die **Sprache** klingt eintönig und die Worte werden langsam und mit geringer Lautstärke ausgesprochen.
- ☐ Der **Körper** des Betroffenen ist beim Gehen vornübergebeugt,

er lässt die Schultern hängen und zieht den Kopf ein.

- Die **Bewegungen** sind oft schleppend und kraftlos und lassen die Antriebslosigkeit und die Demotivation des Betroffenen erkennen.
- Der **Gesichtsausdruck** ist meistens ernst und macht einen verbissenen oder sogar erstarrten Eindruck.

Auch die **Stimmungsformen** verändern sich bei depressiven Menschen sehr deutlich:

- Der Patient fühlt sich überwiegend elend und macht den Eindruck, vollkommen hoffnungslos zu sein.
- Minderwertigkeitskomplexe und Hemmungen lassen das Selbstwertgefühl immer geringer werden.
- Oftmals ist der Erkrankte von einer starken Unruhe befallen.
- Er verliert zunehmend das Interesse auch an Dingen, die früher mit viel Liebe und Faszination getätigt wurden.
- Menschen mit einer Depression werden von großen Ängsten beherrscht.
- Erkrankte sehen keinen Sinn mehr in ihrem Leben, möchten sich oft nur verkriechen oder haben sogar lebensmüde Gedanken.
- Sie ziehen sich mehr und mehr von ihrem Freundeskreis, dem Arbeitsleben, den Familienangehörigen und den alltäglichen Verpflichtungen zurück.

Diese **körperlichen Symptome** können bei Depressionen in verstärkten Maße auftreten:

- Der Patient klagt über Schwierigkeiten bei der Atmung, fühlt Beklemmungen des Brustkorbs, atmet flach oder keucht.

- Es kann zu einer Gereiztheit der Blase kommen und das Wasserlassen wird schwieriger oder gar schmerzhaft. Auch kommt es zu einem häufigeren Harndrang als bei gesunden Menschen.
- Nicht selten leiden depressive Menschen unter starker Appetitlosigkeit, was mit einem Gewichtsverlust einhergehen kann. Andere wiederum haben einen gesteigerten Appetit auf Schokolade und Kohlehydrate. Auffällig dabei ist, dass an Depression Erkrankte ein vermehrtes Verlangen nach süßen oder salzigen Lebensmitteln haben. Das liegt daran, dass der Geschmackssinn aufgrund der Erkrankung nicht mehr so gut ausgeprägt ist wie vorher.
- Viele Patienten beklagen das Gefühl von „weichen Knien“ und haben des Öfteren Schwindelanfälle. Oder sie leiden unter einem zu hohen Blutdruck ohne dass hierfür eine organische Ursache festzustellen ist.
- Menschen, die an einer Depression erkrankt sind, haben nicht selten Albträume, leiden unter Einschlafproblemen und können nur noch schlecht durchschlafen. Oftmals fällt ihnen das morgendliche Aufstehen sehr schwer, obwohl sie zeitig erwachen. Die Angst, den Alltag und generell das Leben nicht mehr bewältigen zu können, führt häufig zu einem übermäßigen Schlafbedürfnis.
- Auch im Hals-Nasen-Ohren-Bereich kommt es zu schwerwiegenden Beeinträchtigungen. Oft klagen Patienten über ein Druckgefühl oder Schmerzen in den Ohren, kämpfen mit einem gestörten Hörvermögen, für das es keinen offensichtlichen körperlichen Grund gibt, und haben Ohrgeräusche, die dem Tinnitus ähnlich sind. Auch haben Betroffene das Gefühl einen Kloß im Hals zu haben und leiden unter Mundtrockenheit und Brennen im Mundraum. Der Hals fühlt sich wie zugeschnürt an.

- Es kann vermehrt zu Schwierigkeiten im Magen-Darm-Bereich kommen. Blähungen, Durchfall oder auch Verstopfung sind keine Seltenheit. Es tritt auch Magendruck und Sodbrennen auf. Insgesamt kommt es zu Magenproblemen und Störungen der Verdauung.

Natürlich treten bei einer Depression nicht alle genannten Symptome gleichzeitig oder bei allen Betroffenen auf. Dies ist von Mensch zu Mensch verschieden, ebenso wie die Intensität oder die Dauer der Beschwerden. Obwohl es sich bei einer Depression um eine überwiegend psychische Erkrankung handelt, kann sie erhebliche Auswirkungen auf das körperliche Befinden des Erkrankten haben. Und gerade deshalb fühlen sich Menschen mit Depression einem erheblichen Leidensdruck ausgesetzt. Denn der Körper spiegelt den Zustand unseres Geistes wider und wenn wir psychisch nicht stabil sind, sind wir es körperlich meistens auch nicht. Nicht umsonst sagt man nämlich: „ Im gesunden Körper ist ein gesunder Geist.“

Tätig werden!

Haben Selbsttest und Selbstanalyse die Vermutung, dass eine Depression vorliegt, bestätigt, müssen viele Betroffene erst ihre Scham und Angst vor sozialer Ausgrenzung überwinden, ehe sie sich an den Arzt Ihres Vertrauens oder einen Therapeuten wenden. Leider wird ein an Depression Erkrankter auch heute noch aus Unverständnis oft schief angesehen oder als sozial minderwertig, faul oder unfähig eingestuft. Dies macht es den Patienten schwer, in ihrem unmittelbaren Umfeld und an ihrem Arbeitsplatz auf das nötige Verständnis zu hoffen. Um organische Ursachen für die körperlichen Beschwerden auszuschließen und um an nötige Therapieplätze heranzukommen, ist erst einmal ein Besuch beim Hausarzt unumgänglich. Abgesehen von den nur allzu gern und allzu schnell verordneten Medikamenten gibt es eine Menge alternative Therapien, die der Patient auch eigenständig und ohne seine Gesundheit zu gefährden anwenden kann.

Hat der Hausarzt erst einmal grundlegend organische Ursachen ausschließen können, vergehen oft Wochen bis man einen Termin bei einem Spezialisten (Neurologe/Psychologe) oder einen Platz bei einem Psychotherapeuten bekommt. In dieser Zeit ist es umso wichtiger, dass der an Depression Erkrankte versucht, selbst etwas gegen die Krankheit zu tun, um die Schwere des Verlaufs abzumildern oder sogar schon eine Besserung zu erreichen.

Das Wichtigste, um mit sich selbst und der Tatsache, dass man an Depression erkrankt ist klarzukommen, ist es sich Freiräume zu schaffen. Scheuen Sie sich nicht, sich vom Arzt arbeitsunfähig schreiben zu lassen, wenn Ihnen die Arbeit schwer fällt oder beruflicher Stress Sie belastet. Eine Depression ist ein Signal des Körpers, dass etwas in Ihnen vorgeht mit dem Sie nicht fertig werden oder das Sie ändern sollten. Viele Menschen, die unter einer Depression leiden, fragen sich nach dem Sinn des Lebens oder sehen eher keinen Sinn mehr in ihrem Leben. Diese Einstellung zu ändern, ist einer der Schritte in ein Leben ohne Depressionen.

Und noch eines ist sehr wichtig: lassen Sie sich für die Genesung Zeit! Druck erzeugt Gegendruck, was unweigerlich zu einer neuen Depression führt, da man die eigene oder die Erwartung anderer nicht erfüllt, zu früh in das alte Leben zurückkehrt oder erst gar nicht gesund wird. Zum einen benötigt man Ruhe um mögliche Ursachen zu analysieren, zum anderen braucht es Zeit, die richtige Hilfe und Therapie zu finden. Nicht immer ist gleich der erste Anlauf auch der Richtige. Steht man aber unter Zeitdruck, wird die Verzweiflung immer größer und der Heilungsprozess kann erst gar nicht einsetzen. Ein verantwortungsvoller Arzt wird die notwendige Unterstützung geben und Ihnen die Zeit geben, die Sie brauchen. Dann können Sie auch selbst etwas gegen Ihre Depression unternehmen. Langsam und Stück für Stück, denn um herauszufinden was Ihnen jetzt gut tut, müssen Sie erst einmal erkennen, was Ihnen nicht gut tut oder getan hat. Im Falle einer offensichtlichen Ursache geht es genauso darum, Ihr Leben wieder mit positiver Energie anzureichern. Und das ist, wenn man sich im Teufelskreis einer Depression befindet, nicht immer einfach. Meist kennen sich Betroffene selbst nicht mehr. Und darum geht es unter anderem auch bei der Selbsthilfe und auch in einer Therapie, sich selbst erst einmal wieder zu finden, wer man war und wer man ist.

Wie findet man also aus dem Tief heraus, sobald man da einmal drin ist? Fragen Sie sich, was Sie wirklich glücklich machen würde. Wenn Sie das nicht beantworten können, ist es nicht schlimm, denn diese Frage können selbst gesunde Menschen oftmals nicht beantworten. Und dann fragen Sie sich: was müsste an der aktuellen Situation anders sein? Was müsste zumindest weg, damit es mir besser geht?

Eine Frage positiv zu beantworten, erfordert durchaus viel Anstrengung und kann bei einer nicht zufriedenstellenden Antwort durchaus frustrieren. Aber wenn man nicht weiß, was man möchte, sollte man sich fragen, ob man weiß, was man nicht möchte. Und das wissen die meisten Menschen. Wollen Sie weniger Stress auf der Arbeit? Weniger Stress in der Familie? Weniger finanzielle Sorgen? Weniger Angst vor der Zukunft? Weniger Angst davor, mit Menschen zu kommunizieren?

Das sind Fragen, die man zumindest grob für sich selbst beantworten kann, um herauszufinden, woran es in Ihrem Leben hapert bzw. worin die Auslöser für Ihre Verzweiflung oder Hoffnungslosigkeit liegen. Und wenn man sich die Antworten dann anschaut, gibt es durchaus Arten und Weisen, diese Wünsche zu erfüllen, ohne dabei auf Psychopharmaka zurückgreifen zu müssen. Denn natürlich machen sie auch abhängig und sind nicht unbedingt gesund für den Körper. Wer mit Depressionen kämpfen möchte, sollte die Kraft in sich selbst suchen und nicht in Tabletten. Wenn man sich nämlich nicht selber helfen möchte, werden Tabletten auch nicht viel anrichten können. Medikamente sind in dem Falle ein Instrument, ein Rettungsring, um zur Küste zu schwimmen und kein Boot, das einen automatisch fährt.

Natürliche Hilfen bei Depressionen

Welche natürlichen Hilfsmittel kann man nun nutzen, um sich selbst den Kick zu geben und den Weg aus der Depression herauszufinden?

1. Ernährung

Häufig liegt bei einer Depression eine Erkrankung des Gehirnstoffwechsels vor, was dazu führt, dass Ärzte gerne erst einmal in die Medikamentenkiste greifen. Die medikamentöse Behandlung mit Antidepressiva hat aber auch etliche, erhebliche negative Nebenwirkungen zur Folge. Etwa 50 % der Patienten mit einer Depression verweigern aus diesem Grund die Medikamenteneinnahme. Dabei gibt es in der naturheilkundlich basierten Erfahrungsmedizin durchaus erfolgreiche Therapieansätze, die chemische Medikamente häufig überflüssig machen.

Ein wichtiger Faktor auf dem Weg der Heilung ist die Ernährung bei einer Depression.

Ernährung ist eine der wichtigsten Grundlagen unseres Lebens. Ohne Ernährung können wir nicht lange überleben und natürlich hängen die Beschaffung und der Verzehr von Lebensmitteln mit einer Zufriedenheit zusammen, die vom Körper automatisch ausgeschüttet wird. Darüber hinaus können manche Lebensmittel den Gehirnstoffwechsel, Hormonhaushalt und andere Körperfunktionen aktiv beeinflussen, wenn man sie bewusst einsetzt. Außerdem ist Essen eine recht einfache Tätigkeit, auf die man sich trotz Depressionen fokussieren kann, da sie keine Leistung als solche erfordert.

Der Eiweißbestandteil *Tryptophan* spielt hier eine große Rolle. Da Tryptophan vom Körper nicht selbst hergestellt wird, müssen wir es mit der Nahrung aufnehmen. Besonders reichhaltig an diesem Eiweißbestandteil sind Nüsse, Samen und Keime, hochwertiges Kalb- oder Rindfleisch und gelbe Käsesorten wie Emmentaler Käse. Damit Tryptophan nun auch in das Glückshormon Serotonin umgewandelt wird, braucht der Körper zusätzliche Vitamine (Vitamin B3 und andere B-Vitamine) und Mikronährstoffe. In Phasen, in denen Sie womöglich keinen Hunger haben und kein Essen zu sich nehmen können, können Sie auch zu Nahrungsergänzungsmitteln greifen. Sie können auch einen Vitaminkurs machen, um den möglichen Mangel zunächst auszugleichen oder den Mangel gar nicht erst entstehen zu lassen.

Auch *Omega-3-Fettsäuren* gelten mittlerweile als wichtiger therapeutischer Bestandteil gegen Depression. Es besteht die Annahme, dass die Verbindung zwischen psychischen und körperlichen Symptomen durch den Mangel an Omega-3-Fettsäuren hergestellt wird. Besonders die Kombination aus Vitamin D und Omega-3-Fettsäuren kann den Serotoninstoffwechsel im Gehirn positiv beeinflussen. Als hervorragender Lieferant der Omega-3-Fettsäuren gilt fetter Seefisch der mindestens zwei bis dreimal pro Woche in den Speiseplan eingebaut werden sollte. Wenn Sie keinen Fisch mögen, dann können Sie alternativ Fischkapseln zu sich nehmen, die zwar dasselbe Fett enthalten, aber überhaupt nicht nach Fisch schmecken.

In vielen Lebensmitteln, die wir zu uns nehmen, sind „schlechte“ Fette enthalten, die für den Körper im Gegenteil ungesund sind, diese sollte man weitgehend vermeiden. Wenn Sie sich vegetarisch oder vegan ernähren, können Sie Omega-3-Fettsäuren auch durch Leinsamen, Leinsamenöl oder auch Rapsöl und andere "gute Fette" aufnehmen.

Bei dem *Vitamin D* wird es schon schwieriger, da es über die Nahrung nur in sehr geringen Mengen aufgenommen werden kann. Ein täglicher Aufenthalt in der Sonne ist nicht für jeden geeignet oder machbar, daher kann es durchaus Sinn machen Vitamin D in Form von Nahrungsergänzungsmitteln dem Körper zuzuführen. Einen eventuellen Vitamin D Mangel können Sie bei Ihrem Hausarzt oder mit einem Vitamin-D-Spiegel Testkit, das sie für ca. 30 € im Internet bestellen können, feststellen lassen.

Ein weiterer wichtiger Bestandteil ist das *L-Carnitin,* welches die Ausschüttungen von Neurotransmitter an den Nervenenden reguliert. Besonders das *Acetyl-L-Carnitin* stimuliert die Freisetzung von Serotonin (Glücksempfinden) und Noradrenalin (Wachsamkeit). Ein hervorragender Lieferant für L-Carnitin ist Rind- oder Schaffleisch, also rotes Fleisch. Gemüse und Obst versorgen den Körper eher spärlich damit.

Eine Ernährung die sich eng an die *mediterrane Küche* mit viel frischem Obst und Gemüse, magerem Fleisch und Fisch anlehnt, ist als optimal zu bewerten, zumal sie auch der Figur gut tut. Aber auch asiatische Küchen wie beispielsweise die japanische oder koreanische liefern viele Inspirationen für eine gesunde Lebensweise.

Auch kommt einer in sich abgerundeten *Mikronährstoffergänzung* bei der Produktion der fehlgesteuerten Botenstoffe und der optimalen Versorgung des körpereigenen Stoffwechsels eine nicht unerhebliche Rolle zu. Besonders das Präparat LaVita wird hier empfohlen.

Problematik der gesunden Ernährung

Heutzutage fällt es uns schwer, uns gesund zu ernähren, da das Angebot an "leckeren und ungesunden" Lebensmitteln stark ausgeprägt ist. Gerade wenn wir keine Zeit haben, um uns ums Kochen zu kümmern, greifen wie immer wieder auf fettige, stark zuckerhaltige und ungesunde Gerichte zurück. Wie schafft man es, gesunde Ernährung in seinen Alltag zu integrieren?

- ☐ **Suchen Sie ein paar Rezepte aus, die einfach, schnell und lecker sind.**

Wenn Sie anfangen wollen, das Kochen und Vorbereiten in Ihren Alltag zu integrieren, so sollten Sie sich Rezepte aussuchen, die Sie im Alltag auch wirklich kochen würden. In Kaffee eingelegte Zanderfilets mit gelbem Paprikaschäumchen helfen Ihnen nicht weiter, denn die wenigsten haben den Antrieb, im Alltag ein 5-Sterne-Menü zu zaubern. Suchen Sie einfache, ausgewogene Rezepte mit einer Kochzeit von maximal einer halben Stunde und erstellen Sie praktisch Ihr eigenes Kochbuch.

Was auch hilfreich ist, ist es, sich einen Wochenplan anzulegen. Stellen Sie einfach Tagesmenüs zusammen, die Sie nachkochen würden und kaufen Sie entsprechend ein. Sie können den Wochenplan auch variieren, wichtig ist es nur, dass Sie die Gewissheit haben, was Sie nachzukochen haben. Das hat darüber hinaus den Vorteil, dass die Ernährung dann Ihren Tag strukturiert und eine gewisse Routine erzeugt. Sie haben bereits vorher gelernt, dass die Routine ein sehr wichtiger Teil der Therapie ist. Es ist schwierig, sie von vorne herein aufzustellen und zu entwickeln und vor allen Dingen einzuhalten, wenn man mit Tätigkeiten anfängt, die man sonst nicht ausübt. Essen ist allerdings unentbehrlich und sollte daher nur angepasst werden.

Ein weiterer Vorteil ist, dass ein Ernährungsplan dazu führt, dass man

a) Kosten spart

b) auf seine Figur achtet und somit ein besseres Selbstgefühl bekommt

c) seinen Körper mit allen nötigen Nährstoffen versorgt und ihn damit aktiv unterstützt

Wenn Sie es selbst nicht schaffen, einen Plan aufzustellen, sollten Sie sich ggf. an einen Facharzt oder Ernährungsberater wenden, der Ihnen dabei hilft und auch den Prozess überwachen und kontrollieren kann.

2. Heilpflanzen gegen Depressionen

Neben der Ernährung und einer spezifischen Nahrungsergänzung bieten sich besonders Heilpflanzen gerade bei leichten bis mittelschweren Depressionen als Alternative zu Antidepressiva an. Vor allem da immer mehr Studien belegen, dass etwa die Hälfte aller Patienten, die Antidepressiva einnehmen, keinerlei Besserung erfahren. Lediglich bei schwersten Depressionen zeigen Antidepressiva die gewünschte Wirkung. Im Vergleich zu chemischen Medikamenten, weisen pflanzliche Wirkstoffe erhebliche Vorteile auf. Nicht nur, dass sie gut verträglich sind, machen sie nicht abhängig und führen zu keinen Absetzserscheinungen. Sie verursachen keinen „Hangover“ (Konzentration- und Reaktionsstörungen), der oft noch Stunden nach der Einnahme und, nicht selten, sogar am nächsten Tag noch zu spüren ist. Bei manchen Antidepressiva ist die Teilnahme am Straßenverkehr daher nicht möglich oder sogar gefährlich.

- ☐ *Johanniskraut* gilt als die wohl am besten wirkende Heilpflanze gegen Depressionen. Bereits in der Antike wurde das echte Johanniskraut als Heilpflanze verehrt und vor allem zur Behandlung von Wunden, Gicht und Rheuma verwendet. Im Mittelalter entdeckte man die positive Wirkung des Johanniskraut gegen die Melancholie, wie Depressionen früher genannt wurden.

Zahlreiche Studien belegen mittlerweile, dass Johanniskraut tatsächlich gegen Depressionen wirkt. In erster Linie werden die Inhaltsstoffe Hypericin, Hyperforin, Xanthone und Flovonoide als wirksam angesehen. Wissenschaftliche Untersuchungen schreiben die heilsame Wirkung der Regulierung von Botenstoffen im zentralen Nervensystem zu.

Um seine volle Heilkraft zu entfalten muss Johanniskraut hochdosiert eingenommen werden daher empfiehlt sich die Einnahme in Form von Tabletten, Dragees oder Kapseln. Ein Tee würde nicht wirken, da die darin enthaltenen Wirkstoffe zu gering dosiert sind. Die Dosierung sollte bei mittelschweren Depressionen 900 mg Gesamtextrakt pro Tag betragen, bei der leichteren Form reichen 300-600 mg aus. Wie auch bei den herkömmlichen Antidepressiva braucht es einige Zeit bis der heilsame Effekt eintritt, innerhalb von 2-4 Wochen sollte die Wirkung einsetzen. Es wird empfohlen, Johanniskraut für mindestens drei Monate, besser jedoch sechs Monate einzunehmen. Da Johanniskraut die Wirkung anderer Medikamente (Herzmedikamente, Antibabypille) beeinflussen kann, sollten Sie sich vorher mit Ihrem Arzt oder Therapeuten abstimmen.

- *Kombinationstherapie aus Johanniskraut, Passionsblume und Baldrian* gilt als Klassiker bei der Depressionsbehandlung da dadurch mehrere Aspekte des Krankheitsbildes bei einer Depression abgedeckt werden kann. Neben dem stimmungssaufhellenden Johanniskraut kommt die spannungs- und angstlösende Passionsblume und der beruhigende und schlaffördernde Baldrian dazu. Die Tagesdosis für die Baldrianwurzel sollte bei täglich 1500 mg und für die Passionsblume bei 1000 mg Trockenextrakt liegen.
- *Kava Kava* (Rauschpfeffer) wird als frische oder getrocknete Wurzel gekaut oder mit Wasser aufgegossen. Aber auch die Verwendung in pulverisierter Form ist möglich. Wegen des Ver-

dachts, dass Kava-Kava-Präparate der Leber schaden könnten, wurde das Präparat 2002 erst einmal im europäischen Raum verboten. In Deutschland ist dieses Verbot zwischenzeitlich wieder aufgehoben worden und Kava Kava ist weltweit als Medikament gegen Depressionen und damit einhergehender Angst- und Schlafstörungen erhältlich. In Untersuchungen wurde festgestellt, dass die Leberschäden durch Alkoholismus und Medikamenten-Missbrauch bereits vorher bestanden hatten. Trotz alledem unterliegt dieses Heilmittel der Rezeptpflicht und die maximale Tagesdosis darf 200 mg Kavalactone nicht überschreiten. Auch bei einer höheren Dosierung über einen längeren Zeitraum ist keine Abhängigkeit zu befürchten. Nach etwa einer Woche Einnahmezeit tritt eine Besserung der Beschwerden auf, nach vier Wochen sollte die maximale Wirkung erreicht sein.

- *Rhodiola rosea (Rosenwurz)* gedeiht mit Vorliebe an extremen Standorten und gibt diese Überlebenskraft insoweit an depressive Menschen weiter, als dass sie ihnen dabei hilft sich nicht unterkriegen zu lassen. Bereits die Wikinger haben die kraftspendende Pflanze zu schätzen gewusst und auch die russische Medizin setzt den Rosenwurz als Adaptogen (alternative pflanzliche Zubereitung, die bei der Bewältigung von Stress und Belastungen unterstützt) ein. Bei uns steht die Pflanze in Form von Kapseln zur Verfügung und ist als Nahrungsergänzungsmittel frei im Handel erhältlich. Die empfohlene Tagesdosis liegt bei 200-600 mg Extrakt oder 20-60 Tropfen Tinktur zwei bis dreimal täglich. Die Anwendungsdauer sollte vier Monate betragen.
- *Safran* wurde schon in der Antike nicht nur dazu verwendet Speisen eine leuchtend gelbe Farbe zu verleihen. Die alten Griechen beispielsweise setzten Safran ein, um Melancholie zu

behandeln. In der Mythologie wird erzählt, dass der Göttervater Zeus auf Safran geschlafen haben soll. Eventuell lässt sich dieser Mythos so interpretieren, dass sogar der mächtige Zeus an Depressionen erkrankt war und sich durch Safran zu heilen versuchte.

Safran wird in der Volksmedizin schon seit längerem zur Beruhigung der Nerven angewandt. Wissenschaftliche Studien konnten mittlerweile belegen, dass das teuerste Gewürz auch tatsächlich gegen Depressionen hilft. Verantwortlich dafür soll der Hauptwirkstoff Crocin sein, der für die Wiederaufnahmehemmung von stimmungsaufhellenden Botenstoffen wie Serotonin, Norepinephrin und Dopamin verantwortlich ist. In einer Studie wurde belegt, dass eine Tagesdosis von 30 mg Safran-Extrakt pro Tag in Form von Kapseln eingenommen nach sechs Wochen eine ähnlich gute Wirkung wie ein synthetisches Antidepressivum erreicht hat, ohne jedoch schädliche Nebenwirkungen hervorzurufen. Safran soll nach einer achtwöchigen Einnahme ebenso gut gegen Depressionen wirken wie eines der am häufigsten verschriebenen Antidepressiva. Ein weiterer Vorteil von Safran ist die positive Wirkung auf die Libido und das sexuelle Verlangen. Dies steht im Gegensatz zu einer der häufigsten Nebenwirkungen chemischer Antidepressiva. Auch bei Magenproblemen und der Unterstützung der Verdauung leistet Safran hervorragende Arbeit. Somit hilft Safran bei vielen Beschwerden, die durch die Depression hervorgerufen werden. Bei der Dosierung von Safran sollte man sich streng an die Angaben des Herstellers halten, vor allem wenn man es als Nahrungsergänzungsmittel einsetzt, da eine Überdosis zu unerwünschten Symptomen wie Schwindel, Übelkeit, Durchfall und Kopfschmerzen führen kann.

3. Körperliche Betätigung und Sport

Oft ist es so, dass Sport als Problemlöser für depressive Patienten empfohlen wird. Und bei einigen Depressionsarten ist es tatsächlich ein gar nicht so schlechter Ratschlag, denn Sport unterstützt den Körper und regt die Produktion gewisser Hormone und Botenstoffe an, sodass auch die Psyche sich davon etwas abgewinnen kann.

Ein Patient mit schweren, chronischen Depressionen kann allerdings natürlich nicht unbedingt von heute auf morgen damit anfangen, Leistungssport zu betreiben oder Gewichte im Fitnessstudio zu heben. Mildere, feinere und weniger auf Leistung ausgerichtete Sportarten sind an der Stelle gefragt.

Mal abgesehen von der positiven Auswirkung, die regelmäßige Bewegung auf die körperliche Fitness und das Gewicht haben kann, ist die Wirkung bei einer Depression ähnlich der einer Psychotherapie oder der Einnahme von Medikamenten.

Vermutlich wird es dem Depressiven in einer niedergedrückten Phase nicht gelingen, sich zu sportlichen Aktivitäten aufzuraffen, aber ein flotter Spaziergang, auch wenn er nur ein paar Minuten dauert, wäre schon ein Anfang. Vielleicht gelingt es ja, diesen kleinen Spaziergang mehrmals am Tag zu wiederholen. Aber bei der körperlichen Bewegung geht es nicht ausschließlich um Spazierengehen oder Laufen, jede andere körperliche Betätigung, die den Depressiven motiviert und bevorzugt an der frischen Luft stattfindet, ist besser als gar nichts zu unternehmen. Vielleicht ist es ja das Beet im Garten, das schon längst einmal um gestochen werden sollte oder der Busch im Eingangsbereich, der endlich einen schönen Rückschnitt bräuchte, wichtig ist es sich zu bewegen, täglich, wobei regelmäßiges Laufen oder Radfahren zu den besten Methoden gehören, um Glückshormone freizusetzen und das Grübeln im Kopf auszuschalten. Besondere Aufmerksamkeit kann man dabei auch den Heilkräften des Waldes widmen. Ein Waldspaziergang kann auf wundersame Weise die leeren Batterien wieder aufladen. Die Japaner haben seit den 1980er Jahren auch einen Begriff dafür: Waldbaden.

Wichtig ist nur eines, es sollte dem Depressiven Spaß machen, denn sonst bleibt der positive Effekt gleich am Anfang aus, was wiederum demotivierend ist. Auch genügen für den Anfang kleine Ziele, damit am Ende ein Erfolgserlebnis steht.

4. Kreativität

Depressionen finden im Kopf statt. Und um dieses ewig negative Karussell im Kopf zu unterbrechen, können kreative Tätigkeiten äußerst hilfreich sein. Niemand erwartet, dass Sie plötzlich zu einem Picasso oder einer Joanne K. Rowling werden. Aber man nennt Musizieren, Malen oder Gestalten nicht umsonst die schönen Künste. Vielleicht haben Sie als Kind gerne modelliert - besorgen Sie sich doch einfach mal etwas Kinderknete und fangen an. Oder Sie zeichnen und malen gerne - was spricht dagegen, sich ein paar Malutensilien zu besorgen und die Seele durch Ihre Hände in Bildern sprechen zu lassen. Häufig sieht man diese Form der Therapie bei traumatisierten Kinder, da diese oft ihre Gefühle noch nicht in Worte fassen können.

Andere schreiben gerne – Gedichte, kleine Geschichten, Sorgen und Nöte, eigentlich kann man alles zu Papier bringen. Und auf einmal stellt man fest, dass das Gedankenkarussell unterbrochen worden ist, dass sich da etwas anderes breitgemacht hat, etwas Positives. Auch in Kliniken werden parallel zu den psychotherapeutischen und medikamentösen Therapien gerne Mal- und Bastelkurse abgehalten.

Ebenso gehört die Musik zu den befreienden Künsten, da Rhythmus und Harmonie sich auf die Seele übertragen und die Konzentration auf etwas Schönes fokussiert ist. Wichtig ist, der Kreativität freien Lauf zu lassen, es müssen keine Werke zu einem bestimmten Thema oder in einer bestimmten Zeit erstellt werden, es zählt nur die befreiende Wirkung der künstlerischen Gestaltung. Aber es spricht auch nichts dagegen, einen Kurs zu belegen, wenn es dem Erkrankten gut tut. Es gibt auch Online-Kurse für zum Beispiel therapeutisches Schreiben, in denen man neben dem befreienden Effekt sich alles von der Seele zu Schreiben auch noch ein konstruktives Feedback zum Schreibstil bekommt. In einigen Tagesstätten werden wöchentliche Malkurse für Menschen mit psychischen Störungen angeboten. Kunst hat in einigen Fällen eine ebenso gute Wirkung wie Medikamente oder hilft, diese zu reduzieren.

Falls Sie keine klassische Psychotherapie besuchen möchten, so können Sie alternativ zur Ergotherapie greifen. Hier wird Ihnen gezeigt, wie Sie durch handwerkliche Betätigung Ihre Gefühle kontrollieren können undihnen einen Ausdruck geben können. Es ist für manche Patienten eine angenehmere Art und Weise, sich mit ihren Problemen auseinanderzusetzen, da man hier nicht unbedingt "ausgefragt" wird und sich nicht wie ein Versuchskaninchen vorkommt. Darüber hinaus geht es bei der Ergotherapie nicht um die künstlerische Leistung als solche, sondern darum, sich selbst zu verwirklichen. So wird dem Patienten der Leistungsdruck genommen und auch die vergleichende Komponente, die oftmals zu Motivationslosigkeit und Frustration führt.

Auf welche Art von handwerklicher Betätigung hätten Sie besonders Lust? Wollen Sie sich kreativ austoben oder vielleicht eher monotone und entspannte Aufgaben angehen? Schreiben Sie auf, was Sie an handwerklicher Betätigung reizen würde und für welche Art davon Sie Motivation oder sogar Begeisterung entwickeln könnten.

Wie bereits erwähnt, ist es wichtig, dass Sie sich dadurch nicht unter Druck setzen und sich beispielsweise mit anderen Teilnehmern des Kurses vergleichen. Wenn Sie dazu tendieren, sollten Sie versuchen, Einzelunterricht zu nehmen.

5. Meditation

Dass Meditation eine positive Auswirkung auf die Psyche hat, ist unumstritten. Auch in der traditionellen chinesischen Medizin wird die Meditation angewandt, um die beiden Ursachen aller Erkrankungen, Energiemangel und das Fehlen eines harmonischen Energieflusses, zu beseitigen. Da die Ursachen für Depressionen nicht selten geistliche Erschöpfung, Stress und Überbelastung sind, kann das Meditieren dabei helfen, Stress abzubauen und diesen besser zu bewältigen. Weiterhin gilt es als unterstützende Maßnahme um abschalten zu können und sich zu entspannen. Das Bewusstsein wird dabei auf die Wahrnehmung der eigenen Person sowie der inneren ablaufenden Prozesse konzentriert, was die andauernde Gedankenwanderung und den damit verbundenen Energieverlust beendet. Auch die Seele wird durch die Meditation wieder harmonisiert, der Patient findet wieder zu sich selbst und gelangt zu innerer Ruhe. Natürlich tritt die Wirkung auch in diesem Fall nicht sofort ein, da Meditationstechniken erst erlernt und beherrscht werden müssen und vor allen Dingen regelmäßig angewandt werden sollten. Nach einigen Wochen kann aber eine Steigerung des Selbstwertgefühls und ein besserer Umgang mit Stresssituationen durchaus erreicht werden.

Da es sehr viele unterschiedliche Meditationstechniken gibt, soll diese kleine Übersicht eine erste Hilfestellung sein:

- *Achtsamkeitsmeditation / Einsichtsmeditation*

In einer aufrechten Sitzhaltung, welche eine Verbindung zwischen Spannung und Entspannung herstellt, richtet sich die Aufmerksamkeit auf Gefühle und Körperempfindungen ebenso wie auf Gedanken, gerade so wie sie im Moment erscheinen. Bei dieser Meditationsart befindet man sich in der Position des Beobachters. Man nimmt Gefühle intensiv war und benennt sie in Gedanken für sich. Dabei werden sie jedoch nicht bewertet sondern man lässt sie einfach vorbeiziehen. Ganz allmählich stellt man fest, dass alle Gefühle und Gedanken nur Momentaufnahmen sind, die zwar das gesamte Empfinden beeinflussen können aber nicht unbedingt müssen. Gedanken ziehen wie Wolken am Himmel vorbei, ohne haften zu bleiben und werden nur beobachtet. Diese Meditationsform ist aus den buddhistischen Schulen bekannt und hilft mit heiterer Gelassenheit alles anzunehmen was das Leben bringt.

- ☐ *Geistesruhe-Meditation*

Bei dieser Technik soll sich der Geist entspannen, indem er nur auf einen kleinen Ausschnitt der Welt fokussiert ist. Dies könnte zum Beispiel der eigene Atem sein oder ein inneres Bild; die Gedanken, die um den Alltag kreisen kommen zur Ruhe und konzentrieren sich immer mehr auf das Ziel der Meditation. Verwendet man für diese Methode ein Mantra, sagt man einen kurzen Satz oder auch nur ein Wort immer wieder leise vor sich hin oder spricht es in Gedanken aus. Während die Bedeutung langsam verschwimmt, formatiert sie sich immer wieder unerwartet neu. Danach kann man klarer denken und Aufgaben gezielt bearbeiten. Es ist als Phänomen bekannt, dass Lösungen gerade dann auftreten können, wenn man sich gerade überhaupt nicht mit dem ursprünglichen Problem beschäftigt. Darum führt auch diese Geistesruhe-Meditation immer wieder zu plötzlichen Eingebungen, die wohl nicht zustande gekommen wären, hätte es die Möglichkeit zum Anhalten des verwirrenden Gedankenstroms nicht gegeben.

- ☐ *Zen-Meditation*

Hier nimmt man eine sehr aufrechte Sitzhaltung im Lotus-, Schneider- oder Fersensitz ein. Der Geist beschäftigt sich intensiv mit den Bewegungen und Gefühlen im Körper. Besondere Bedeutung hat dabei der Fluss des Atems und die daraus resultierenden Körperempfindungen.

Körper und Geist bilden eine Einheit und körperliche Geschehnisse haben direkten Einfluss auf den Geist und umgekehrt. Da die Erfahrungen des Lebens auf körperlicher Ebene gespeichert sind, können sich durch die konzentrierte Aufmerksamkeit auf kleinste Vorgänge auch schwere Erinnerungen sanft ausdrücken und schließlich auflösen. Mit etwas Übung können Ausübende die Einheit immer stärker erleben und ihren Körper und Geist völlig neu erfahren. Die aufmerksame Grundhaltung findet Einzug in das tägliche Leben wodurch selbst einfachste Arbeiten im intensiven Gewahrsein ihrer selbst ausgeführt werden. Lästige Tätigkeiten wie Putzen oder Aufräumen entwickeln sich auf diese Weise zu einer Möglichkeit, sich selbst zu erfahren.

- ☐ *Gehmeditation*

Beim Gehen werden die linke und die rechte Gehirnhälfte gleichermaßen aktiviert. Die Schritte des linken und rechten Beines erfolgen in einem ruhigen Rhythmus. Während im alltäglichen Leben meist die logische, linke Gehirnhälfte stärker aktiv ist, schaltet sich nun die rechte Hälfte ebenfalls ein. Während der Gehmeditation konzentriert sich die Aufmerksamkeit ganz auf die Schritte und die inneren Vorgänge. Die Bewegung des Körpers löst auch eine Bewegung des Geistes aus, parallel dazu verbrauchen die Muskeln Energie die sich während eines Arbeitstages aufgestaut hat.

Iyengar Yoga beispielsweise ist ein Sport, der auf die Bedürfnisse von so gut wie jeden Menschen eingeht und in jedem Zustand ausgeübt werden kann, da die Übungen darauf ausgerichtet sind, Fehlfunktionen zu beheben. Wenn ein depressiver Patient also nicht in der Lage ist, sich körperlich zu betätigen, kann er sich den ruhigen Standstellungen widmen und nach und nach aktiver werden. Yoga ist darüber hinaus insofern gut geeignet, als dass diese Tätigkeit dafür entwickelt wurde, in sich selbst hineinzuhorchen und zu entdecken, was man wirklich möchte und warum es einem wirklich schlecht geht. So kann man damit die Depressionen wenn nicht heilen, dann zumindest durch den gezielten Einsatz von Yoga oder auch Meditation mindern.

Welche Methode die richtige für den Einzelnen ist, hängt ganz von seinen speziellen Bedürfnissen ab. Meditation kann sowohl vorbeugend als auch begleitend zu anderen Therapien angewandt werden.

Psychotherapeutische Verfahren

Reichen die Selbstregulationsmechanismen nicht mehr aus, ist eine psychotherapeutische Behandlung angezeigt. Die Therapie sollte so früh wie möglich durchgeführt werden, um eine effektive Wirkung zu erzielen. Da dies häufig aufgrund der langen Wartezeiten, bisman einen Therapieplatz bekommt, nur in den seltensten Fällen möglich ist, sollten Betroffene auf jeden Fall erst einmal zur Selbsthilfe greifen. In akuten Fällen, oder wenn der an Depressionen Erkrankte es wünscht, ist auch ein Aufenthalt in einer Klinik angezeigt.

Psychotherapeutische Verfahren

Da sich in den letzten Jahrzehnten viele psychotherapeutische Verfahren entwickelt haben, sollen die wichtigsten Verfahren hier kurz dargestellt werden:

- **Tiefenpsychologisch orientierte Psychotherapie**

Bei dieser Therapiemethode wird davon ausgegangen, dass die seelischen Störungen ihren Ursprung in vergangenen inneren oder äußeren Konflikten haben. Vordergründig sollen in dieser Therapieform deshalb die Konflikte erkannt, aufgedeckt und aufgelöst werden.

- **Kognitive Verhaltenstherapie**

Davon ausgehend, dass seelische Störungen durch Lernprozesse und bestimmte Umgebungsbedingungen sowie gedankliche (kognitive) Verzerrungen entstanden sind, steht bei dieser Therapie die Veränderung des Verhaltens, der Lebensbedingungen und eine Korrektur dieser kognitiven Verzerrungen im Vordergrund.

- **Humanistisch-Existentionistische Ansätze**

Mehrere zusammengefasste Verfahren konzentrieren sich auf die Selbstheilung des Menschen. Wahrnehmungen und Erleben im „Hier und Jetzt" werden aktiviert und das Wachstum der Persönlichkeit soll entwickelt werden. Auch die Bedeutung der zwischenmenschlichen Beziehungen wird betont.

- **Systemische Psychotherapie**

Seelische Störungen werden nicht als individuelles Problem sondern als Ergebnis fehlgesteuerter Systeme oder fehlerhafter Kommunikationen innerhalb der Familie oder Partnerschaft gesehen. Die Therapie dient der Veränderung der gestörten Beziehungsmuster.

- **Körperorientierte Verfahren**

Der Grundgedanke besteht darin, dass durch systematische Körperübungen die Wahrnehmung des eigenen Körpers gesteigert wird, ein höherer Bewusstseinsgrad entsteht und dadurch die psychische und körperliche Gesundheit gefördert wird.

- **Gruppentherapie**

Bei Trauerreaktionen oder bei depressiven Störungen als Folge chronischer, körperlicher Erkrankungen haben sich vor allem Gruppentherapien bewährt. Dabei motiviert der Erfahrungsaustausch mit anderen Betroffenen und die Gewissheit, nicht allein zu sein die Patienten zum Durchhalten der Therapie.

Eine Psychotherapie hilft dabei, sich selbst besser zu verstehen. Die eigenen Stärken können erkannt und wieder aufgebaut werden, wobei Behandlungsmethoden und Ziele individuell angepasst sind. Ebenfalls besteht die Möglichkeit, Entspannungstechniken und Verhaltensübungen einzusetzen. Für Patienten mit leichten und mittelgradigen Depressionen kann eine Psychotherapie ohne Medikamente schon den gewünschten Heilungserfolg erreichen, besonders dann wenn der Patient sie durch Eigeninitiativen wie Sport, gesunde Ernährung Erlernung von Meditation oder Entspannungstechniken unterstützt. Bei besonders schwer ausgeprägten Symptomen besteht allerdings die Möglichkeit, dass eine psychotherapeutische Behandlung nicht mehr ausreicht und eine Kombination mit Medikamenten angezeigt ist.

Klinikaufenthalt

In manchen Fällen macht es die Schwere der Depression, der Zustand des Patienten oder sein eigener Wunsch nötig, einen Klinikaufenthalt in Erwägung zu ziehen. Dabei stehen der stationäre Aufenthalt und der Aufenthalt in einer Tagesklinik zur Wahl. Bei beiden Formen des Klinikaufenthalts besteht die Therapie neben den verschiedenen Psychotherapien in Einzel- oder Gruppengesprächen auch aus sportlichen Aktivitäten, gemeinsamen Unternehmungen mit Mitpatienten sowie Kunst und Ergotherapie.

Tagesklinik

Bei einem Aufenthalt in einer Tagesklinik beginnt der Tag am Morgen in der sogenannten Morgenrunde im Gruppenraum. Die Teilnehmer bekommen die Möglichkeit, über ihre momentane Stimmung und den vergangenen Abend bzw. Nacht zu sprechen. Sie äußern sich sowohl über die positiven als auch die negativen Dinge die sie erlebt haben. Hintergrund ist es, zu lernen offen mit seinen Gefühlen, Ängsten und Nöten umzugehen und diese auch aussprechen zu können. Auch soll der Blick wieder geschärft werden für die schönen Dinge im Leben. Durch den strukturierten Tagesablauf sollen Patienten lernen, das Chaos in ihrem Leben zu ordnen und wieder einen geregelten Alltag aufzubauen. In der Kunst- bzw. Ergotherapie lernen die Patienten, sich auf die momentane Tätigkeit zu konzentrieren und von den negativen Gefühlen Abstand zu gewinnen. Zudem gibt diese Therapieform dem an Depressionen erkrankten die Möglichkeit alles was er nicht auszusprechen vermag in Form oder Bild zum Ausdruck zu bringen. Auch gemeinsame Aktivitäten mit den Mitpatienten stehen auf dem Programm. Sie sollen die Gemeinsamkeiten fördern, die Motivation steigern und durch das gemeinsame Erleben von schönen Stunden deren Wirkung vertiefen. Ein Aufenthalt in der Tagesklinik stellt nur die Basis für weiterführende Therapien dar, da der Aufenthalt zeitlich begrenzt ist und eine Heilung in so kurzer Zeit nicht zu erwarten ist. Dennoch können die täglichen engmaschigen Therapien durchaus den Heilungsfortschritt unterstützen oder sogar beschleunigen. Auch gibt es dem Erkrankten die Möglichkeit, täglich in sein vertrautes Umfeld zurückzukehren und die sozialen und familiären Kontakte aufrecht zu halten.

Stationärer Klinikaufenthalt

Bei schweren depressiven Erkrankungen, oder wenn es der Patient wünscht, um von seiner alltäglichen Umgebung Abstand zu gewinnen, kann ein stationärer Klinikaufenthalt angeraten oder unumgänglich sein. Vor allem wenn eine medikamentöse Behandlung unter engmaschiger Kontrolle erfolgen soll, ist dies in einer Klinik besser durchführbar. Auch bei Suizidgefahr ist ein solcher Schritt zum Wohle des Patienten notwendig.

Neben der Behandlung der Depression mit Medikamenten bietet der stationäre Klinikaufenthalt ebenfalls die Möglichkeit an verschiedenen psychotherapeutischen Behandlungen, ähnlich derer in einer Tagesklinik, teilzunehmen. Der komplette Tagesablauf des Patienten ist strukturiert, dennoch wird auf die individuellen Bedürfnisse des Betroffenen Rücksicht genommen. Bei akuten Problemen kann der depressive schnell auf Hilfe zurückgreifen, ohne aus dem Haus gehen zu müssen oder Wartezeiten in Kauf zu nehmen. Gerade dann, wenn die Probleme im sozialen oder familiären Umfeld zu suchen sind, bietet ein Klinikaufenthalt den nötigen Abstand um den Patienten zu stabilisieren. Nach 14 Tagen ununterbrochenem stationärem Aufenthalt bekommt der Betroffene die Möglichkeit, an Wochenenden die Klinik zu verlassen um den Anschluss an die Familie nicht zu verlieren. Liegen Alkoholprobleme oder Medikamentenmissbrauch vor wird dies engmaschig kontrolliert, damit der „Heimaturlaub" nicht für weitere Missbräuche genutzt wird.

In Privatkliniken ist der Aufenthalt oft noch angenehmer gestaltet und die individuellen Bedürfnisse des an Depressionen Erkrankten stehen noch mehr im Vordergrund.

Zusätzliche Behandlungsansätze

Neben der psychotherapeutischen Behandlung und dem Einsatz von Medikamenten gibt es noch weitere Behandlungsansätze, die bei schweren depressiven Erkrankungen oder Sonderformen der Depression eingesetzt werden können.

- **Schlafentzug**

vor allem bei schweren Depressionen wird diese Methode im Rahmen einer stationären Behandlung angewandt. Entweder bleibt der Patient für die ganze Nacht oder während der zweiten Nachthälfte wach und darf erst wieder in der darauffolgenden Nacht schlafen. Bei vielen Patienten tritt dadurch eine deutliche Stimmungsaufhellung ein. Zwar hält diese in der Regel nur ein bis zwei Tage an, vermittelt aber dem Patienten die Hoffnung, dass eine Besserung seines Zustandes erreichbar ist.

- **Elektrokrampftherapie (EKT)**

bei besonders schweren Formen der Depression, bei der auch Medikamente nicht helfen, kann diese Form der Behandlung eingesetzt werden. Der Patient erhält unter Narkose einen kurzen elektrischen Stromstoß. Ein Rückgang der depressiven Symptome wird bei vielen schwer depressiven Patienten nach mehreren Anwendungen erreicht. Allerdings können vorübergehende Gedächtnisstörungen als Nebenwirkung auftreten. Im Anschluss an diese Behandlung wird erneut mit einer medikamentösen Therapie begonnen um den erzielten Erfolg aufrechtzuerhalten.

- **Transkranielle Magnetstimulation (TMS)**

dieses relativ neue Verfahren regt die Nervenzellen des Gehirns durch ein Magnetfeld an. Allerdings wird noch in Studien untersucht, ob diese Methode tatsächlich gegen Depressionen wirkt.

- **Lichttherapie**

diese Therapieform wird bevorzugt bei saisonalen Depressionen wie der Winterdepression ergänzend zur Psychotherapie oder der medikamentösen Therapie eingesetzt. Dafür sitzt der Patient täglich etwa eine halbe Stunde vor einem Leuchtschirm, der das Licht mit einer Helligkeit von mindestens 2500 Lux, besser aber 10000 Lux ausstrahlt. Normales Zimmerlicht liegt bei 300-500 Lux. Durch die Simulation von Sonnenlicht steigt der Spiegel des „Glückshormon“ Serotonin, welches sich positiv auf die Stimmung auswirkt.

Medikamentöse Behandlung der Depression

Alle bisher vorgestellten Therapien stellen Alternativen zu der medikamentösen Behandlung von Depressionen dar, oder können ohne Medikamente angewandt werden. Um Hilfe suchenden aber einen kompletten Überblick über mögliche Behandlungsmethoden an die Hand zu geben, soll auch ein kurzer Überblick über die Medikamentengruppen welche bei Depressionen eingesetzt werden nicht fehlen.

Depressionen zeigen sich äußerst selten klar erkennbar als solche; im Gegenteil, Depressionen täuschen den Betroffenen selbst, seine Angehörigen und sogar für kurze Zeit den Arzt. Depressionen äußern sich vordergründig erst einmal durch körperliche Beschwerden. Dass es sich dabei um eine seelische Erkrankung handelt, ist den Betroffenen oft lange nicht bewusst oder bleibt verborgen. Selbst wenn man an eine Depression denkt, was nur selten geschieht, wird der Verdacht verdrängt. Daher ist es nicht verwunderlich, dass zuerst einmal andere Arzneimittel eingesetzt werden, bevor die Diagnose Depression unumstößlich feststeht.

Dazu gehören *Schlafmittel (Hypnotika),* da depressive Patienten nicht selten unter Schlafstörungen leiden und, um den Alltagsanforderungen gewachsen zu sein, erst einmal dieses vordergründige Problem behandelt wird.

Auch schmerzhafte Beeinträchtigungen gehören zum Beschwerdebild bei Depressionen. Da viele *Schmerzmittel (Analgetika)* frei verkäuflich sind, ist es nur logisch dass ein von Schmerz Geplagter sich dadurch Linderung zu verschaffen hofft. Depression bedingte Schmerzzustände lassen sich jedoch nur vorübergehend oder gar nicht mit Schmerzmitteln behandeln.

Auch verminderte Aufmerksamkeit, Energielücken, Konzentrationsstörungen und zunehmende Entscheidungsunfähigkeit gehören zu den Symptomen einer Depression. Viele Betroffene sind daher der irrigen Meinung, sie bräuchten lediglich ein Arzneimittel welches den *Gehirnstoffwechsel anregt (Nootropika, Antidementiva).*

Ähnlich sieht es mit den Symptomen Energielücken, rasche Erschöpfbarkeit und Kraftlosigkeit während einer Depression aus. Schon die kleinste Anstrengung führt zur völligen Erschöpfung und selbst Routinearbeiten werden zur Qual. Die verzweifelten betroffenen greifen deshalb nicht selten nach aktivierenden Medikamenten; den *Psychostimulanzien (Weckmittel).*

Etwas anderes sieht es bei antipsychotisch wirkenden Medikamenten, den *Neuroleptika (Antipsychotika),* aus. Die bei Psychosen eingesetzten Neuroleptika wirken dämpfend bei unruhig-gespannten Krankheitsbildern oder wahnhaften Depressionen. Unterstützend während einer Behandlung mit Antidepressiva eingenommen, können Neuroleptika durch ihre ruhigstellende Wirkung in Extremfällen durchaus angezeigt sein. Bei längerer oder intensiver Anwendung können Sie jedoch Depressionen auslösen.

Die durch die Depression ausgelösten Ängste und Unruhen veranlassen viele Betroffene und auch deren Angehörige, den Arzt zu der Verordnung eines *Beruhigungsmittels (Tranquilizer) zu bringen.* Zum einen ist in Einnahme eines Beruhigungsmittels gesellschaftsfähiger, als es ein Antidepressiva ist, zum anderen wirken diese Medikamente scheinbar erstaunlich schnell. Sie beruhigen und lösen die Angst ohne völlig zu dämpfen. Die Stimmung scheint sich zu heben und es macht sich eine angenehme Gleichgültigkeit breit. Aber auch Tranquilizer können für die Behandlung einer Depression lediglich begleitend zu Antidepressiva für den Patienten von Nutzen sein. Eine Einnahme über einen längeren Zeitraum führt zudem zu Abhängigkeiten.

Egal welches der oben genannten Medikamente dem Betroffenen verordnet wird, es kann lediglich als Unterstützung bei der medikamentösen Behandlung einer Depression sinnvoll eingesetzt werden. Eine erfolgreiche, medikamentöse Behandlung von Depressionen ist nur durch *synthetische Antidepressiva* zu erreichen. Hierbei unterscheidet man unter anderem nach ihrem Wirkungsschwerpunkt:

- Antidepressiva, die weder dämpfen noch aktivieren
- Antidepressiva, die einen antriebssteigernden Effekt auslösen
- Antidepressiva, die beruhigen und entspannen und somit schneller angstlösend wirken

In Arztkreisen wird auch nach Wirkstoff oder Stoffklasse und biochemischer Struktur unterschieden. Dazu gehören folgende Gruppen:

- **Wiederaufnahmehemmer**

Darunter fallen selektive Serotonin-Wiederaufnahmehemmer (SSRI), selektive Noradrenalin-Wiederaufnahmehemmer (SNRI) und selektive Serotonin- und Noradrenalin-Wiederaufnahmehemmer (SSNRI). Diese neueren Medikamente zeichnen sich durch verhältnismäßig wenige Nebenwirkungen aus und verstärken die Wirkung der körpereigenen Botenstoffe Noradrenalin und Serotonin.

- **Trizyklische Antidepressiva**

Auch hier wird die Wirkung der Neurotransmitter Noradrenalin und Serotonin erhöht. Diese Antidepressiva stehen schon seit längerer Zeit zur Verfügung, führen aber häufig zu Nebenwirkungen wie Mundtrockenheit, Müdigkeit oder Verstopfung. Sie werden heute eher seltener verschrieben.

- **Monoamino-Oxidase-Hemmer (MAO-Hemmer)**

Das Enzym Monoamino-Oxidase, das normalerweise die Botenstoffe Serotonin und Noradrenalin im Gehirn abbaut, wird blockiert. MAO-Hemmer haben eine gute Wirksamkeit, jedoch müssen Patienten während der Einnahme eine strenge Diät einhalten. Sie müssen auf Käse, bestimmte Obstsorten, Fisch und Nüsse verzichten, da sonst der Blutdruck gefährlich ansteigen kann.

□ ***Trizyklische und nicht-Trizyklische Antidepressiva***

diese Antidepressiva haben eine weniger selektive Wirkung als die neueren Medikamente, da sie auf mehrere Neurotransmitter-Systeme gleichzeitig einwirken. Es treten hier meist mehr und stärkere Nebenwirkungen wie Müdigkeit, Kreislaufstörungen Schwindel und Herzrhythmusstörungen sowie Mundtrockenheit, Verstopfung und Müdigkeit auf. Um seltene schwerwiegende Nebenwirkungen zu behandeln, sollte während der Behandlung regelmäßig ein Blutbild gemacht werden und Leberwertkontrollen durchgeführt werden.

Zurück zum Glück

An Depression zu erkranken hat nichts mit Charakterschwäche, Unfähigkeit oder geringer Leistungsfähigkeit zu tun, ganz im Gegenteil. Häufig sind Menschen betroffen, die im Beruf mehr leisten müssen, alleinerziehend und damit einer Doppelbelastung ausgesetzt sind oder mit schweren gesundheitlichen Problemen oder genetischen Faktoren behaftet sind.

Erschreckend ist, dass die Stigmatisierung der Krankheit auf der einen Seite und die daraus resultierende Scham der Betroffenen auf der anderen Seite Depressionen zur häufigsten Todesursache bei unter 45-jährigen Menschen machen.

Die meisten Psychiater sind sich darin einig, dass die Scham bei vielen Erkrankten so stark ist, dass sie mit ihren Problemen nicht zum Arzt gehen. Tragisch dabei ist, dass die Krankheit, besonders im frühen Stadium, gut behandelbar ist, da der Patient noch genug Energie hat, die ärztlichen Maßnahmen mit Selbsthilfemechanismen zu unterstützen. Stattdessen wird die Krankheit oft so gut versteckt, dass Kollegen, Freunde und auch Familienangehörige perfekt getäuscht werden. So lange bis der Betroffene an seiner Depression zerbricht und sich im schlimmsten Fall das Leben nimmt.

Um überlastungsbedingter Depression ein neues Gesicht zu geben, wurde ihr schon vor über 30 Jahren ein neuer Name gegeben: Burn-Out-

Syndrom. Dabei sind mehr als die Hälfte der Burn-Out-Patienten in Wahrheit an Depression erkrankt. Nur haftet ihnen jetzt nicht mehr der Makel des Versagens an, sondern sie gelten als Helden der Arbeit, die sich durch ihren unermüdlichen Eifer in ihrem Job aufgearbeitet haben.

Depressionen sind Erkrankungen wie Diabetes oder ein Herzinfarkt. Nur, dass in diesem Fall nicht das Herz, die Bauchspeicheldrüse oder die Leber nicht mehr richtig arbeiten, sondern das zentrale Nervensystem. Neuronale Botenstoffe, die für die Datenverarbeitung in den emotionalen Zentren verantwortlich sind, wurden aus dem Gleichgewicht gebracht. Dadurch ist die reibungslose Kommunikation im Gehirn gestört.

Noch immer sind die wirklichen Ursachen einer Depression ein Rätsel, aber genetische Veranlagung und das persönliche Umfeld tragen ganz klar zu ihrer Entstehung bei. Eigentlich schlummert sie wie ein versteckter Virus in jedem von uns, gerät die Gefühlswelt dann aus den Fugen, weil man beispielsweise vom Partner verlassen wird, bricht die Depression aus.

Da nicht nur genetische Faktoren eine Rolle spielen, werden auch lange zurückliegende Ereignisse im Leben der Betroffenen dafür verantwortlich gemacht, die Gene im Hirn derart zu verändern, dass eine Neigung zu Depressionen entsteht. Das soziale Umfeld eines Kindes hat einen tief greifenden Einfluss auf das gesamte spätere soziale Verhalten, die Psyche und den ganzen Körper, dass ein Schicksalsschlag, chronischer Stress oder eine plötzliche Erkrankung ausreichen, um eine Depression auszulösen.

Die Depression ist ein Betäubung der Seele, bestimmte Dinge wollen bewusst nicht mehr zur Kenntnis genommen, gedacht oder gefühlt werden.

So erschreckend diese Schilderungen für den Betroffenen klingen mögen, sollen sie nur mit aller Deutlichkeit klarmachen, dass es sich bei der Depression um eine Krankheit handelt, die durch unsere Umwelt und genetische Faktoren ausgelöst wird. Und genau wie bei anderen Erkrankungen auch ist der eine mehr und der anderen weniger anfällig dafür.

Viele fragen sich unter einer Depression, welchen Sinn das Leben noch hat. Doch was heißt eigentlich „Lebenssinn"? Es bedeutet, dass wir die Zusammenhänge im Leben erkennen und das Gefühl haben, einen Wert für das Leben darzustellen. Sowohl für unser Leben als auch für das der anderen. Es bedeutet, dass Geschehnisse, so hart und grausam sie auch sein mögen, einen Sinn haben und nicht einfach nur so passieren.

Es nützt wenig, den Schrecken und den Schmerz negativer Erlebnisse zu verleumden oder einfach nur etwas Positives darin zu sehen. Vielmehr gilt es zu verstehen, dass alles, gleichgültig wie schrecklich es aussieht oder sich anfühlt, auch immer etwas Positives zur Folge haben kann.

Eine Depression ist nicht sinnlos. Sie ist vielmehr ein Weckruf des Körpers, der einem sagen möchte, dass man sein Leben so nicht mehr weiterführen kann.

Der Tod eines geliebten Menschen ist nicht sinnlos. So schmerzhaft es auch sein mag, ist es doch eine Erinnerung für die Angehörigen wie wertvoll und vergänglich Leben ist und dass die Menschen, die man liebt nicht selbstverständlich sind.

Immer wieder dieselben Fehler zu machen ist nicht sinnlos. Mit jeder Wiederholung wächst der Leidensdruck im Inneren, so lange bis das Fass überläuft und man erkennt: So geht es nicht weiter! Ich muss etwas ändern!

Leid zu erfahren. sich schlecht, niedergeschlagen, antriebslos und unsagbar leer zu fühlen ist nicht sinnlos. Es ist sogar notwendig, denn kein Gefühl entsteht aus dem Nichts. Jedes Gefühl zeigt, wo man in seinem Inneren gerade steht und wie sehr man sich selbst Wert schätzt. Und eben auch, wie bewusst oder unbewusst man lebt.

Viele Menschen leben bis zum Zeitpunkt ihres Erwachens in einer Scheinwelt. Der Job, den Sie haben, liegt Ihnen vielleicht so einigermaßen und es lässt sich gutes Geld damit verdienen. Aber erfüllt es Sie auch?

Die Partnerschaft oder Beziehung ist schon seit Jahren unbefriedigend oder sogar unglücklich, doch ändern tut sich nichts.

Wir haben es uns zur Gewohnheit gemacht, unangenehme Gefühle zu verdrängen. Mit exzessivem Arbeiten, Computerspielen, immer neuen Hobbys, Extremsport, Fernsehen oder lauter Musik. Die Gedanken und Gefühle werden betäubt um sich wieder besser zu fühlen. Bis man dann eines Tages nur noch Leere fühlt und den Sinn des Lebens für sich ganz persönlich neu finden muss.

Dem Leben einen Sinn verleihen

Zu Beginn eine kleine Metapher:

Jeden Tag suchte ein Vogel Schutz in den verdorrten Ästen eines Baumes, der in der Mitte einer weiten wüsten Ebene stand.

Eines Tages nun entwurzelte ein Wirbelsturm den Baum und zwang so den armen Vogel, hunderte Kilometer weit zu fliegen, um Unterschlupf zu finden - bis er endlich zu einem Wald mit überladenen Bäumen kam.

Wäre der Wirbelsturm (die Depression) nicht gewesen, würde der Vogel weiterhin sein tristes Dasein (der dürre Baum in der Wüste) fristen. So aber hat er ein Paradies (neuer Sinn im Leben) gefunden.

Genauso mag es sich mit einer Depression verhalten, würde sie nicht in unser Leben treten und uns die Ausweglosigkeit unseres momentanen

Daseins bewusst machen, würden wir weiterhin in den verdorrten Ästen ausharren und den wahren Sinn des Lebens nicht kennenlernen können.

Eine Möglichkeit die Depression als etwas Positives im Leben anzusehen ist es, die Aufforderung unseres Körpers und unserer Seele nach grundlegenden Veränderungen zu akzeptieren. Je früher man also die Diagnose Depression annimmt, umso früher kann man damit beginnen, seinem Leben eine Wende zu geben und mit neuem Sinn zu füllen. Ist die Depression weit fortgeschritten bedarf dieser Weg viel mehr Zeit und das zu ertragende Leid ist um ein Vielfaches größer.

Bei einer Depression ist es ähnlich wie bei einer Diabetes Erkrankung: Medikamente können durchaus angebracht sein, aber ohne die aktive Mithilfe des Patienten und einer vernünftigen Lebensführung erzielen sie nur Teilerfolge. Und je weniger tief man in der Depression versunken ist, umso mehr Energie hat man für die unumgängliche Selbsthilfe.

Viele erfolgreiche Promis leiden unter Depressionen

Lizzy Aumeier, eine erfolgreiche Kabarettistin aus der Oberpfalz, benutzt heute ihren fulminanten Körper gerne für ihre humorvollen Einlagen auf der Bühne. Man kann es sich kaum vorstellen, dass die, vor Selbstbewusstsein strotzende, Kabarettistin als junges Mädchen magersüchtig war und im Alter von 40 Jahren unter schwersten Depressionen litt. In einem Beitrag des Bayerischen Rundfunks sprach sie Anfang des Jahres offen über ihre Depressionen und was ihr bei dabei geholfen hat diese zu besiegen.

Auch Julia Roberts, die uns alle mit ihrem strahlenden Lächeln verzaubert, hat unter Depressionen gelitten.

Viele weitere Berühmtheiten wie Angelina Jolie, Justin Bieber und Robbie Williams geben offen zu, unter Depressionen gelitten zu haben. Reichtum und Erfolg sind kein Schutz vor dieser Erkrankung.

Depression als Chance ergreifen

Doch wenden wir uns der Geschichte einer Betroffenen aus ganz gewöhnlichen Kreisen zu, die durch ihre Depression den Mut gefunden hat, ihrem Leben einen neuen Sinn zu geben:

Als Martina S. wegen ihrer nun schon fast zwei Monate andauernden Nebenhöhlenentzündung zum Hausarzt ging, hätte sie es im Leben nicht für möglich gehalten, dass man ihr die Diagnose Depression stellen würde.

Martina S. hatte sich nur wenige Jahre zuvor von ihrem seit Jahren alkoholsüchtigen, medikamentenabhängigen und unter psychischen Störungen leidenden Mann getrennt. Mit Unterstützung ihrer Töchter und deren jungen Freunden hatte sie ein kleines Häuschen renoviert und ein gemütliches Zuhause geschaffen. Auch beruflich hatte sie eine vermeintlich dankbare Arbeit gefunden. Um dem zermürbenden Rad einer Doppelbelastung als alleinerziehende Mutter zu entgehen, war sie von Anfang an bedacht, nur eine Teilzeitstelle anzunehmen. Die Arbe-it machte ihr Freude und sie war bei alten Menschen, zu denen sie zur Unterstützung im Haushalt nach Hause kam, aufgrund ihres freundlichen Wesens sehr beliebt. Einen sicheren Arbeitsplatz zu haben, war für Martina S. von elementarer Wichtigkeit, da es ihr die Sicherheit gab, die finanzielle Situation ihrer kleinen Familie aufrecht halten zu können. Da Martina S. die Arbeit erst nach ihrer Trennung angenommen hatte, waren die Arbeitsverträge auf jeweils drei Monate befristet, bevor sie nach einem Jahr dann einen unbefristeten Vertrag erhielt. Aus Angst, die Arbeit wieder zu verlieren, traute sie sich nicht auch nur einen Tag wegen Krankheit zu fehlen.

Für gut zwei Jahre funktionierte es recht gut. Bis sie sich dann eine schwere Erkältung zuzog und aus Pflichtbewusstsein weiterhin Tag für

Tag in die Arbeit ging. Die Wochen vergingen, die Erkältungssymptome blieben und ein immer häufiger werdender Harndrang, sowie starke Rückenschmerzen kamen hinzu. Martina S. fühlte sich von Tag zu Tag schlechter. Die Arbeit, die ihr vorher so viel Freude gemacht hatte, wurde mehr und mehr zur Qual. Auch stellte sie fest, dass in ihrem Kopf mehr und mehr negative Gedanken kreisten. Sie lebte wieder in einer glücklichen Beziehung, hatte nach einem neuerlichen Umzug ein Zuhause ganz nach ihren Vorstellungen und Jugendträumen gefunden und fühlte auf einmal eine unbeschreibliche Erschöpfung und Leere in sich und es wurde tagtäglich schlimmer. Das morgendliche Aufstehen, ein Graus. Sich in die Arbeit schleppen, irgendwie versuchen, den Tag zu überstehen, nach Hause kommen und vor Erschöpfung einschlafen. Wie aber sollte nun noch der Haushalt bewältigt, die Einkäufe erledigt und die minderjährige Tochter versorgt werden? Und da war ja auch noch der Lebenspartner, vor dem es galt die ganzen negativen Empfindungen zu verbergen, da man ja eigentlich glücklich war. Auch vor den Kollegen und der Familie gab es kein Gejammer. Aber diese Gedanken im Kopf, immer und immer wieder - ohne Unterbrechung. Bis dann eines Tages ein furchtbarer Druck auf den Ohren lag und es zu summen und zu pfeifen anfing. In der Hoffnung, mit passenden Medikamenten die Erkältung und die Nebenhöhlenentzündung in den Griff zu bekommen ging Martina S. zum Hausarzt. Sie schilderte ihm kurz ihre vordergründigen Beschwerden und verschwieg nicht, wie elend sie sich allgemein fühlte und wie schwer ihr die alltäglichen Aufgaben fielen. Auch für den Hausarzt lag erst einmal ein verschleppter grippaler Infekt vor, jedoch äußerte er schon vorsichtig den Verdacht, dass die vorangegangenen Jahre und die momentane Stresssituation durchaus für einen Burn-Out verantwortlich sein könnten.

Analysieren Sie die Geschichte von Martina S. bis dahin genauer. Untersuchen Sie Ihre Probleme in Bezug auf innere und äußere Fak-

toren, die zu einem Burn-Out geführt haben könnten. Was hätte sie anders machen sollen? Wie hätte sie die Probleme umgehen können? Und welche hat sie sich selbst eingeredet?

Er verschrieb ihr Antibiotika, um die Entzündung in den Griff zu bekommen und riet ihr dazu bis zum endgültigen Abklingen der Beschwerden erst einmal nicht in die Arbeit zu gehen. Doch statt das eine Besserung der Beschwerden eintrat wurde ihr nun zusätzlich bei der geringsten körperlichen Anstrengung schwindelig. Auch der Druck auf den Ohren wurde immer unerträglicher. Dazu kamen jetzt noch immer stärker werdende Rückenschmerzen, die auch in die Beine gingen und jeden Schritt zur Qual machten und das beängstigende Gefühl, nichts mehr leisten zu können. Martina S. fühlte nur noch eine bleierne Müdigkeit, schier unerträgliche Schmerzen und hatte den ganzen Tag das Bedürfnis, zu schlafen. Dazu kamen auch noch Probleme mit der Monatsblutung, die immer unregelmäßiger und stärker wurde. Weitere Besuche beim Hausarzt, eine Überweisung zum HNO-Arzt und ein CT vom Kopf bestätigten die Nasennebenhöhlenentzündung. Ein Besuch beim Orthopäden wegen der quälenden Rückenschmerzen brachte das Ergebnis, dass wohl degenerative Schäden an der Wirbelsäule für die Schmerzen verantwortlich seien, wobei auch der Orthopäde eine psychische Überlastung als Ursache für die Verspannungen im Rücken vermutete. Durch erneute Medikamentengabe konnte die Entzündung der Nasennebenhöhlen und die Erkältung abklingen, der Schwindel, der Druck auf den Ohren und die dem Tinnitus ähnlichen Ohrgeräusche jedoch blieben. Um eventuelle neurologische Ursachen auszuschließen wurde Martina S. zum Neurologen überwiesen. Dort wurden Hirnströme und Durchblutung des Gehirns sowie die Reflexe überprüft. Alles ohne Befund. Blutbilder und weitere hausärztlichen Untersuchungen schlossen körperliche Ursachen für das Fortbestehen der Beschwerden aus. Mittlerweile war Martina S. seit drei

Monaten krankgeschrieben und fing an, an sich selbst zu zweifeln. Der Neurologe stellte nach zwei weiteren Besuchen von Martina S. nun die Diagnose einer depressiven Episode und setzte wegen der andauernden Schwindelanfälle, die mittlerweile auch schon ohne ersichtliche Ursache und ohne Vorwarnung auftraten, ein Antidepressivum und ein Neuroleptika ein. Da die Medikamente Kopfschmerzen verursachten, wurden noch zwei weitere Antidepressiva ausprobiert. Keine der Beschwerden wurde besser. Ein neuerlicher Besuch beim HNO-Arzt und ein MRT des Schädels schlossen Schädigungen des Gehirns und der Gleichgewichtsorgane als Ursache für den Schwindel, dem Druck auf die Ohren und den Ohrgeräuschen aus. Auch hier äußerte man nun die Vermutung dass es sich bei Martina S. um psychosomatische Störungen handeln könnte.

Nach etwa sechs Monaten setzte Martina S. die verordneten Antidepressiva auf eigene Verantwortung ab, da sie bei den körperlichen Beschwerden keinerlei Besserung brachten, sondern im Gegenteil eine Gewichtszunahme verursacht hatten, welche die Mobilität von Martina S. noch mehr einschränkte. Obwohl nach nunmehr über einem halben Jahr Krankschreibung die Erschöpfungszustände sich allmählich besserten, war aufgrund der Schmerzen im Rücken und den Beinen und dem ständigen Schwindel eine Rückkehr an den Arbeitsplatz unmöglich. Dennoch fühlte sich Martina S. durch die ärztlich verordnete Ruhe allmählich nicht mehr so erschöpft und willenlos. Sie begann mit einer Psychotherapie, die ihr nach anfänglichen Zweifeln und, nachdem sie einen geeigneten Psychotherapeuten gefunden hatte, ganz offensichtlich gut tat. Die dringend angeratenen sportlichen Betätigungen konnte sie aufgrund der immer wieder auftretenden Schwindelanfälle zwar nicht umsetzen, dafür beschäftigte sie sich intensiver mit der Heilwirkung von Lebensmitteln und Heilpflanzen und kam immer mehr zu der Einsicht, ihre Beschwerden selbst behandeln zu können. Um ihre Beweglichkeit wieder zu verbessern setzte sie anfangs nur Schmerzmittel ein, was aber tatsächlich in Verbindung mit kleinen Spaziergängen und vermehrten Treppensteigen dazu führte, dass sie heute wieder fast beschwerdefrei gehen kann und auf Schmerzmedikamente verzichtet. Dafür setzt sie auf Schüsslersalze, gesunde Ernährung und Kräuter und Gewürze, die den Stoffwechsel unterstützen. Und auch auf die Hormonpräparate, die ihr zur Regulierung der Monatsblutung verordnet wurden, verzichtet Martins S. wieder ganz.

Mit Hilfe der Psychotherapie hat sie erkannt, dass sie etwas in ihrem Leben ändern sollte, um nicht weiter in dem Hamsterrad von Überforderung und Angst es nicht zu schaffen gefangen zu bleiben.

Bei den anfänglichen Diagnosegesprächen stellte sich heraus, dass die Weichen für die momentane Depression schon durch die übervorsorgliche Mutter und die traumatischen Erlebnisse in ihrer Kindheit gelegt worden waren. Und die Tatsache, dass ihr Leben vom Vater und später dem Ehemann fremdgesteuert wurde, hat zu einer jahrelangen Lebenslüge geführt, die die jetzigen Schwindelanfälle zur Folge haben.

Obwohl Martina S. noch immer nicht beschwerdefrei ist und nach wie vor nicht in das Berufsleben zurückgekehrt ist, hat sie eine erfüllende Beschäftigung gefunden, in dem sie mit dem Schreiben anfing. Die geistige Beschäftigung hilft ihr, das Gedankenkarussell zu unterbrechen und entspricht, laut Aussage ihres Psychotherapeuten, so sehr ihrem eigentlichen Naturell, dass es nur noch eine Frage der Zeit wäre, bis sich auch der Schwindel in ihrem Leben in Luft auflöst.

Um keinen weiteren Rückfall in die zugegeben leichtere Form der Depression zu riskieren, nimmt Martina S. Johanniskrautextrakte in Form von Kapseln zu sich, achtet auf eine gesunde Ernährung und arbeitet daran, sich auch beruflich zu verändern.

Ohne Ausbruch der Depression und dem Behandlungsbeginn in einem frühen Stadium wäre es Martina S. sicher um einiges schwerer gefallen die Krankheit so schnell in den Griff zu bekommen und die Energie um ihr Leben noch weiter zu verändern und die Schatten der Vergangenheit hinter sich zu lassen hätte mit Sicherheit nicht ausgereicht. So aber bewirkte die Depression etwas Positives und Martina S. kann ihrem Leben neuen Sinn geben.

- ☐ **Wie hat Martina S. es geschafft, ihre Depressionen zu überwinden?**
- ☐ **Schreiben Sie die Methoden auf, die sie verwendet hat und analysieren Sie, wie sie zu den Problemen passen, die Sie zuvor notiert hatten?**
- ☐ **Schreiben Sie darüber hinaus auf, welche Ursache Ihre Depressionen hatten?**
- ☐ **Hat die Behandlung von den Symptomen alleine geholfen, ihre körperlichen Leiden zu bekämpfen?**

Leben bedeutet Veränderung, sowohl zum Positiven als auch zum Negativen. Aber eben in beide Richtungen, genauso wie eine Medaille zwei Seiten hat. Und somit kann eine Depression, so leidvoll sie auch für den Betroffenen sein mag, am Ende auch etwas Positives für den Erkrankten bewirken.

Wie wenn nach tagelangem, düsterem und wolkenverhangenem Regenwetter endlich wieder die Sonne scheint, ist das Gefühl, wenn die angewandten Therapien gegen die Depression ihre Wirkung zeigen. Die Zeiten, in denen man deutlich mehr Energie hat und dem Leben freudig begegnet, sind wieder in der Überzahl. Nun gilt es den Heilungserfolg weiter auszubauen und vor allen Dingen zu erhalten. Vielleicht haben Sie ja schon begonnen, Tagebuch zu führen. Wenn nicht, wäre es jetzt ein guter Zeitpunkt damit zu beginnen, um die kleinen Erfolge zu dokumentieren, Wünsche und Ziele festzuhalten und nicht aus den Augen zu verlieren. Denn eines hat die erfolgreiche Therapie der Depression sicherlich zutage gebracht: etwas in Ihrem Leben muss verändert werden, damit Ihr weiteres Dasein wieder mit neuem Sinn und der notwendigen Gelassenheit erfüllt ist.

Alles im Leben kann früher oder später einen Sinn ergeben und die innere Ruhe und Gelassenheit hilft dabei, auch unangenehme belastende Situationen annehmen zu können. Irgendwann wird sich der Sinn hinter den Geschehnissen offenbaren. Ebenso wie man den Sinne der Depressionserkrankung im Laufe des Heilungsprozesses erkennt.

Philosophische Auseinandersetzung

Die Philosophie erscheint vielen Menschen als welt- und realitätsfremd. Dabei bezieht sie sich unmittelbar auf unser Leben und behandelt die Bereiche, die uns am meisten beschäftigen. Viele der Menschen, die an Depressionen leiden, sehen in ihrem Leben keinen Sinn mehr. Es geht um die ewig alte Frage nach dem Sinn des Lebens und wie man ihn findet.

Doch bevor man deswegen verzweifelt, sollte man sich fragen: Was ist der Sinn des Lebens? Man erwartet dann eine allgemeingültige und alles erfassende Antwort, die wie durch ein Zauber alle Fragen in Luft auflöst. So einfach ist es dabei gar nicht, aber es ist auch das Schöne.

Stellen Sie sich vor, alle Menschen hätten im Leben dieselbe Aufgabe und denselben Sinn des Lebens. Das ist zwar nicht unmöglich, aber wie wahrscheinlich ist es?

Menschen handeln unterschiedlich und verleben auch Ihre Zeit entsprechend individuell. Angesichts dieser Tatsache ist es sinnvoll, sich Gedanken über den Sinn des Lebens auf eine Art und Weise zu machen, auf die diese Gedanken **zielführend und hilfreich** sind. Es bringt kaum etwas zu denken: "Das Leben hat keinen Sinn, wir werden eh alle sterben und somit müssen wir auch gar nicht erst zu leben beginnen." Selbst wenn das Leben keinen Sinn hat, bedeutet es nicht, dass es keinen Spaß und Zweck haben kann.

Stellen Sie sich zwei Situationen vor: Sie wollen schnell von A nach B. Dafür nehmen Sie die Bahn, oder laufen so schnell wie möglich, fahren mit dem Auto oder wie auch immer.

Sie haben ein festes Ziel vor Augen, das Sie anstreben. Das setzt Sie unter einen gewissen Druck, ob positiv oder negativ.

Und jetzt stellen Sie sich vor, dass Sie einen Spaziergang machen und irgendwo ganz entspannt entlang flanieren.

Sie haben kein Ziel vor Augen und auch keinen bestimmten Punkt, an dem Sie sagen könnten, dass Sie ihn zu erreichen versuchen. Es schwebt eine gewisse Ungewissheit in dem, was Sie tun.

Und nun die finale Frage: Was finden Sie entspannter? Einen Spaziergang oder eine zweckmäßige Reise, die sich lediglich darauf beschränkt, irgendwo hinzukommen?

Ein Spaziergang ist eine Art und Weise, wie man sein Leben angehen sollte. Irgendwann ist er zwar vorbei und man beendet ihn. Aber man macht sich keinen Stress, man schaut nach rechts und links, genießt seine Umwelt und nimmt sie so wahr, wie sie ist. Somit ist der Sinn des Lebens eigentlich irrelevant, da es viel wichtigere Sachen gibt.

Man muss es lernen, nicht den Sinn des Lebens zu finden, sondern das Leben zu nehmen, wie es kommt und es genießen zu lernen.

In teuren Restaurants essen die meisten Menschen nicht, um satt zu werden, sondern um das köstliche Essen zu genießen.

Leistungssportler machen den Sport nicht, nur um abzunehmen, sondern um den Drive zu haben und den Adrenalinkick zu spüren.

Es ist mit ganz vielen Tätigkeiten so, dass man sie ausüben kann, ohne dass sie einen Sinn machen und trotzdem schön sind. Erinnern Sie sich an Sisyphos, der die Aufgabe bekommen hat, einen Stein so lange auf den Berg zu rollen, bis er an der Spitze verharrt. Er tut es aber nicht, sondern rollt immer wieder herunter, sodass er gezwungen ist, ihn immer von unten nach oben zu rollen, Mal für Mal.

Die meisten würden sagen, dass es eine Strafe ist und, dass Sisyphos damit unglücklich ist. Doch das ist nur eine Sache der Interpretation. Der Philosoph Albert Camus sagt, dass Sisyphos ein glücklicher Mensch ist, weil er eine Aufgabe hat, der er sich widmet und dass gerade diese Aufgabe seinem Leben den Sinn verleiht.

Wir tun letzten Endes auch nichts anderes als immer wieder den Stein auf den Berg zu rollen. Aber warum sollten wir darüber traurig sein? Und wenn wir das nicht mehr tun würden: was würden wir dann tun?

Erneute Selbstanalyse

Um sich selbst immer wieder von dem Heilungsprozess zu überzeugen und zu vergewissern, kann es nicht schaden, in gewissen Zeitabständen immer wieder eine Selbstanalyse durchzuführen. Hierbei ist das oben erwähnte Tagebuch eine gute Unterstützung um das Vorhandensein oder die schwere körperlicher und psychischer Beschwerden über einen gewissen Zeitraum beurteilen zu können. Natürlich bringt eine tägliche oder wöchentliche Selbstanalyse wenig, aber einen insgesamt positiven Verlauf dokumentieren zu können kann auch wieder neue Selbstheilungskräfte aktivieren. Scheuen Sie sich nicht, auch Ihr unmittelbares Umfeld in die Beurteilung Ihres Zustandes mit einzubeziehen. Denn auch wie Sie auf ihre Mitmenschen wirken, kann den Verlauf Ihrer Krankheit beschreiben.

Prophylaxe und weitere Selbstbehandlung

Nutzen Sie weiterhin die erlernten Strategien!

Wurde eine Depression überwunden und der Patient fühlt sich wieder leistungsfähig, ist es wichtig dafür Sorge zu tragen, dass ein Rückfall in die Depression vermieden wird. Häufig ist es so, dass, wenn man sich wieder besser fühlt oder gar ganz der Alte ist, man das gelernte Beginn zu vergessen und wieder in die alten Muster zurückfällt. Man lässt vieles, was während der Depression nützlich und hilfreich war, schleifen, pflegt hilfreiche Gedanken nicht mehr, betreibt weniger Sport und ernährt sich weniger gesund. Auch sollten eventuell, um einem Rückfall vorzubeugen oder das Befinden weiter zu steigern, pflanzliche Heilmittel noch für eine längere Zeit eingesetzt werden.

Auch dieses Buch ist nicht zum Durchlesen und weglegen da. Sie sollten sich den interaktiven und methodischen Teil zu Herzen nehmen und in Ihren Alltag zu integrieren. Oft fällt uns das schwer, Disziplin und Selbstbeherrschung zu entwickeln. **Überlegen Sie sich, welche der im Buch aufgeführten Methoden für Sie machbar sind und welche Sie mühelos in Ihren Alltag einbauen können.**

Seien es nun Postkarten mit Sprüchen für jeden Tag, ein Tagebuch, ein Skizzenbuch o.ä.: wichtig ist es, eine Stütze zu haben. Und wie man weiß, ist Papier sehr geduldig.

Achten Sie auf die Signale ihres Körpers und ihrer Seele und sorgen Sie gut für sich!

Der Genesende sollte auch darauf achten, sich nicht gleich von Anfang an wieder zu überfordern. Dies gilt vor allem für die Rückkehr an den Arbeitsplatz. Das Arbeitspensum sollte langsam und allmählich gesteigert werden, da die Leistungsfähigkeit gerade in der Anfangszeit nach einer Depression noch nicht wieder voll erlangt ist und zu frühe Überlastung sehr schnell in eine neue Depression führen können. Aber auch im privaten Umfeld sollte man auf seine Bedürfnisse hören.

Etwas mehr Egoismus und Achtsamkeit was die eigenen Bedürfnisse betrifft sind durchaus angebracht.

Vergleichen wir den Genesungsprozess von Depressionen mit einer Grippe: man ist tage- oder sogar wochenlang schwach, sodass man so gut wie keine Tätigkeiten mehr ausüben kann. Man liegt nur im Bett, hat Schnupfen, die Nase ist zu, der Kopf dröhnt, man fühlt sich einfach unbelastbar. Doch durch Medizin, gesunde Ernährung und Ruhe erholen Sie sich wieder. Sie fühlen sich zwar gesünder als zuvor, aber fragen Sie sich: **Fühle ich mich gesünder als... oder fühle ich mich wirklich gesund?**

Und das ist ein wichtiger Unterschied: denn sobald man anfängt, zu früh zu viele Belastungen aufzunehmen, wird der Körper überlastet und sich in eine neue Phase der Krankheit begeben.

Mit unserem Geist ist das Ganze recht ähnlich: wenn wir uns körperlich schwach fühlen, erkältet sind oder Kopfschmerzen haben, versuchen wir uns zu schonen. Wenn wir aber merken, dass unser Geist ausgelastet ist und unter dem Druck leiden, schieben wir diese Tatsache von uns weg.

Aus diesem Grund ist es wichtig, auch nach einem klaren Therapieerfolg, eine kontinuierliche Selbstanalyse aufrecht zu erhalten. Denn dabei geht es nicht bloß darum, "schlechte Gedanken" zu verjagen, sondern um eine Kernkompetenz, die man fürs Leben lernen sollte. Es geht um eine **reflektierte Selbstanalyse**, die verhindert, dass wir uns erneut und immer wieder an unseren eigenen Gedanken aufhängen.

Täglich eine gute Tat für mich!

Durch die Beobachtung von Patienten, die sich mit Depressionen in Therapie befanden, wurden Tätigkeiten herausgefunden, die sich positiv auf den Zustand des Depressiven auswirken. Hierbei handelt es sich vor allen Dingen um Tätigkeiten, die doch banaler erscheinen, als sie wirklich sind.

Analysieren Sie folgende Aspekte in Bezug auf sich selbst:

- ☐ **Ist meine Wohnung sauber und aufgeräumt? Wenn nicht, stört es mich? Hätte ich lieber eine ordentliche Wohnung, schaffe es jedoch nicht, den Zustand zu verbessern?**

Es ist erwiesenermaßen besser für Menschen, die unter Depressionen leiden, eine systematische Ordnung zu schaffen. Man kann damit anfangen, indem man sich beispielsweise die Lebensbedingungen vornimmt. Eine Wohnung, in der alles willkürlich und überall herumliegt, wovon die Hälfte auch gar nicht vorhanden sein müsste, streut Verwirrung und sorgt dafür, dass man in diesem Chaos einerseits versinkt und sich andererseits gut dahinter verstecken kann.

Oft hat man aber nicht die Kraft und Motivation, um sich darum zu kümmern. Das ist auch verständlich, denn wenn die gesamte Welt über einem zusammenzubrechen scheint, fängt man nicht damit an, seine Wohnung aufzuräumen.

Doch Achtung, Wortwahl: zusammenzubrechen **scheint.** Die Welt bricht **nicht wirklich** zusammen, sondern nur in unserem Kopf. Und wenn das der Fall ist, braucht man einen Ort, an dem man sich **geborgen und sicher** fühlt. Eine Wohnung bzw. das eigene Zuhause ist dafür sehr wichtig, denn das ist für die meisten Menschen der Rückzugs- und Wohlfühlort.

Fangen Sie an: teilen Sie Ihre Wohnung in Segmente auf, die Sie sich einzeln vornehmen. Nehmen Sie sich nicht vor, die gesamte Wohnung an einem Tag aufzuräumen, das ist zu viel und setzt Sie nur unter Druck. Je nachdem, wie die Wohnung aussieht, sollten Sie Außenstehende um Hilfe bitten.

Schaffen Sie ein Ordnungssystem! Darin sollten alle Dinge, die Sie brauchen, in einer sinnvollen Anordnung untergebracht werden. So werden Sie die einzelnen Sachen auch eher schätzen als wenn sie zerstreut unter dem Sofa unter einer dicken Staubschicht liegen.

Werden Sie überflüssigen Kram los. Eigentum kann das Leben bereichern und uns positiv stimmen. Es kann aber auch gleichermaßen ein Ballast sein, den man zwar besitzt, aber nichts davon hat. Verzichten

Sie darauf, Dinge zu horten und vor allen Dingen auch zu kaufen, die Sie sehr wahrscheinlich nicht verwenden werden. Man meint, dass die Sachen einen glücklich machen, aber sie sind nur eine Art und Weise, eine Leere auszufüllen, die man mit Gegenständen eigentlich nicht ausfüllen kann. Alte Kleider der Größe 34, die man mit zwölf getragen hat, braucht man in der Regel nicht mehr und kann sie getrost abgeben sowie das meiste andere, das man besitzt und nicht zu besitzen braucht.

Fragen Sie sich vor jedem Kauf: Brauche ich das wirklich oder kann ich darauf verzichten? So sparen Sie sich nicht nur etwas mehr Platz, sondern sorgen auch dafür, dass Ihre Finanzen entlastet werden. Je weniger Geld man für unnötigen Kram ausgibt, desto weniger **muss** man arbeiten, um sich über die Runden zu bringen.

- ☐ **Habe ich Interessen, die ich gerne in Form von Hobbys ausleben würde? Gibt es Hobbys, die ich früher gerne gemacht habe und anschließend aus welchen Gründen auch immer fallen gelassen habe?**

Wenn Sie Angst haben, ein neues Hobby anzufangen oder einfach nicht wissen, worauf Sie Lust haben, können Sie sich daran erinnern, was Ihnen früher Spaß gemacht hat, was Ihr Leben erfüllt hat und, was Sie theoretisch heute noch machen würden. Sie haben mit 14 gerne gezeichnet und sind einmal die Woche zur Malschule gegangen? Warum nicht jetzt auch?

- ☐ **Bin ich mit meiner äußeren Erscheinung zufrieden? Lege ich Wert auf meine äußere Erscheinung?**

Tatsächlich ist uns unsere äußere Erscheinung wichtiger als wir manchmal selbst denken. Denn die Art und Weise, wie wir uns anziehen und präsentieren, beeinflusst unsere Selbstwahrnehmung unmittelbar. So wie uns schöne Kleidung und ein gepflegtes Äußeres Selbstwertgefühl geben kann, so können uns fettige Haare, strenger Körpergeruch und andere Faktoren Selbstbewusstsein rauben.

Kümmern Sie sich um sich selbst. Manchmal gibt es Tage, an denen man es nicht mal schafft, duschen zu gehen, es sei denn etwas anderes. Wenn es bei Ihnen der Fall ist und Sie es merken, sagen Sie sich: **ich schaffe heute vielleicht nichts anderes, ich nehme mir auch nichts anderes vor, aber ich werde heute duschen.** Und wenn Sie danach noch etwas anderes schaffen sollten, vielleicht noch kochen oder einen Spaziergang machen, dann generieren Sie damit ein Erfolgserlebnis und kommen Ihrem Ziel immer näher.

Was würden Sie gerne an sich verändern? Schreiben Sie das auf, was Ihnen an Ihrem Äußeren nicht gefällt und überlegen Sie sich, was Sie daran verändern könnten.

Manche Faktoren kann man dabei einfacher beeinflussen, manche mit mehr Aufwand. Manche Beeinträchtigungen, die Sie einschränken, sollten Sie mit einem entsprechenden Facharzt besprechen.

Tatsächlich leiden beispielsweise Menschen mit Übergewicht und Untergewicht an Depressionen, weil sie nicht nur körperlich belastet sind, sondern auch optisch. So kommt man in frustrierende Situationen mit anderen Mitmenschen, wenn es sozial nicht gut läuft. Viele andere vermeintliche Makel kann man auch anders kaschieren oder auch lernen, sie zu akzeptieren. Sie haben schiefe Zähne und es macht Ihnen zu schaffen? Dann informieren Sie sich über entsprechende Möglichkeiten. Sie haben einen Haarschnitt, den Sie seit Jahren nicht mehr mögen? Dann gehen Sie zum Friseur und lassen sich beraten.

Das mag oberflächlich klingen, aber Menschen entwickeln natürlicherweise eher Selbstbewusstsein, wenn sie sich gefallen. Wenn es nicht der Fall ist, so bleiben die Therapieerfolge womöglich aus.

Notfallplan

Auch wenn es schwer fällt, gibt es doch ein wenig Sicherheit sich für den Fall eines eventuellen Rückfalls einen Notfallplan aufgestellt zu haben. Dazu gehören eine kleine Auflistung der frühen Symptome, der eigenen Symptome und die Telefonnummer des Psychotherapeuten oder der Telefonseelsorge.

Im Falle, dass sich eine Verschlechterung des Zustandes wieder einstellt, sollte der Patient umgehend darauf achten, wieder mehr Ruhe in sein Leben zu bringen um einer fortschreitenden Überforderung entgegenzuwirken und die nötige Energie für erste Selbsthilfemaßnahmen aufbringen können.

Gerade im Falle eines Rückfalls ist es wichtig, diesen früh genug zu erkennen, damit sich die Krankheit nicht ausbreiten kann. Daher ist es wichtig, eine konstante Selbstanalyse zu betreiben und sich selbst zu beobachten.

- ☐ **Hege ich wieder negative Gedanken?**
- ☐ **Merke ich, dass ich mir Dinge schlechtrede?**
- ☐ **Lasse ich meine Routine schleifen? Habe ich nur noch wenig Lust, mich mit mir und meinem Leben zu beschäftigen?**

Wenn Sie einen Rückfall erleben, sollten Sie diesen so schnell wie möglich kommunizieren. Es ist normal, dass Menschen Rückfälle haben und Depressionen sind keine Krankheit, die einmal geheilt und anschließend für immer vom Tisch ist. **Depressionen sind situationsabhängig und flexibel.** Man muss daher stets an sich arbeiten und dafür sorgen, dass man die Symptome, sobald man sie erkannt hat, ernstnimmt und nicht denkt, dass es nur vorübergehende Launen sind. Depressionen kann man genauso verschleppen wie einen grippalen Infekt auch.

Zeit nehmen für sich selbst

Um die neu gewonnenen Energien auch immer wieder aufladen zu können, ist es notwendig immer wieder kleine Ruhepausen (die allerdings gerne auch für sportliche Betätigungen genutzt werden können) in den Alltag einzubauen. Alles was der körperlichen und seelischen Entspannung dient, sollte regelmäßig zur Anwendung kommen. Lassen Sie sich nicht vom Stress des Alltags verschlingen und merken Sie sich: **krank ist krank.** Nicht ein bisschen, nicht "nur noch heute" und auch nicht "ist nicht so schlimm". Gerade, wenn Sie an chronischen, schweren oder anderen schwerwiegenden Depressionen leiden, sollten Sie darauf achten, Ihren Körper nicht zu sehr zu überlasten.

Wenn Sie schon früh merken, dass es Ihnen nicht gut geht und noch mehr Betätigung nur schaden würde, dann lassen Sie es sein und ruhen sich aus. Auch eine kleine Krankheit wie eine leichte Erkältung, kann einen Depressiven für Wochen lahmlegen, weil das Immunsystem meistens sowieso geschwächt ist und ein kranker Körper einen kranken Geist nach sich zieht.

Gesund leben

Wie sehr Ernährung Einfluss auf die Depression nimmt, wurde in einem vorangegangenen Kapitel schon behandelt und sollte auch nach überstandener Depression nicht vernachlässigt werden. Eine insgesamt gesunde Ernährung mit viel Obst und Gemüse, Fisch und magerem Fleisch unterstützt die Gesundheit insgesamt und beugt einem Rückfall in die Depression vor. Auch die Anwendung von Heilpflanzen kann für einen längeren Zeitraum weiter erfolgen. Nicht zu vergessen die regelmäßige körperliche Betätigung, die ebenfalls für eine Ausschüttung der Glückshormone sorgt.

Versinnbildlichung

Aphorismen und Metaphern sind oftmals hilfreich, um sich eine Situation vor die Augen zu führen, ohne dabei direkt subjektiv zu werden. Lesen Sie sich diese Kurzgeschichte durch:

Eine kleine Geschichte über Glück und Unglück

Ein rechtschaffener Mann lebte nahe der Grenze. Ohne Grund entlief ihm eines Tages sein Pferd auf das Gebiet der Barbaren. Alle Leute bedauerten ihn. Der Bauer aber sprach zu ihnen: „Wer weiß, ob das nicht Glück bringt?"

Mehrere Monate später kam sein Pferd mit einer Gruppe guter Pferde zurück. Alle Leute beglückwünschten ihn dieses Mal. Der Besitzer aber sprach: „Wer weiß, ob das nicht Unglück bringt?"

Der Sohn des Bauern liebte das Reiten und er stieg eines Tages auf ein Pferd, stürzte beim Reiten und brach sich ein Bein. Die Leute bedauerten den Sohn. Der Vater aber sprach: „Wer weiß, ob das nicht Glück bringt."

Einige Zeit später fielen die Barbaren in das Land ein. Die jungen Männer bewaffneten sich und zogen in den Kampf. Viele von ihnen wurden im Kampf getötet. Der Sohn mit dem gebrochenen Bein jedoch überlebte.

Das Verfahren ähnelt einer Schulaufgabe.

1. **Analysieren Sie die Geschichte für sich. Was ist die Hauptthematik der Erzählung?**
2. **Vergleichen Sie die Situation des Mannes mit Ihrer eigenen: welche der Ereignisse in Ihrem eigenen Leben ähneln denen des Mannes oder unterscheiden sich vielleicht vollständig?**

3. Würden Sie hierbei von Schicksal sprechen oder konnte der Mann die Situation selbst beeinflussen?

Besprechen Sie die Ergebnisse Ihrer Analyse mit Ihren Freunden oder überlegen Sie selbst, ob Ihre Lösungsansätze eher pessimistisch oder realistisch sind. Wenn Sie pessimistisch: Wie kann man das ändern?

Fazit

Dieses Buch ist kein Buch zum Durchblättern und weglegen. Hierbei handelt es sich um ein Hilfswerk, mit dem Sie aktiv arbeiten sollten. Setzen Sie die beschriebenen Methoden konsequent und kontinuierlich im Alltag um und Sie werden merken, dass es Ihnen etwas besser gehen wird.

Beachten Sie, dass dieses Buch kein Ersatz für eine ausführliche Therapie ist, da es sich ausschließlich auf Selbsthilfe fokussiert. Viele Patienten allerdings, vor allen Dingen diejenigen, die unter schweren Depressionen und anderen begleitenden Krankheiten leiden, sollten sich darüber hinaus auf jeden Fall Hilfe suchen.

Eine Empfehlung für die Umsetzung der im Buch beschriebenen Tipps ist die Anschaffung eines Tagebuchs bzw. eines Notizbuchs, in dem Sie alle Ihre Notizen systematisch festhalten können. Auch während der Selbsttherapie ist es wichtig, ein System zu haben, das man einzuhalten versucht. Darüber hinaus ist dieses Buch hilfreich, wenn Sie eine Therapie durchlaufen, da Sie es als "Protokoll" für Ihren Arzt vorlegen können. Wenn die Führung zuverlässig und beinahe lückenlos ist, kann der Arzt den Fortschritt wesentlich einfacher und genauer feststellen.

Haftungsausschluss

Dieses Buch enthält Meinungen und Ideen der Autorin und beabsichtigt, den Lesern informatives und hilfreiches Wissen mit einem Unterhaltungscharakter zu vermitteln. Die enthaltenen Anleitungen und Strategien passen möglicherweise nicht zu jedem Leser, und es gibt keine Garantie dafür, dass sie auch wirklich bei jedem funktionieren. Die Benutzung dieses Buchs und die Umsetzung der darin ausgearbeiteten Informationen / Rezepte erfolgt ausdrücklich in eigener Verantwortung und Risiko. Das Werk, inklusive aller Inhalte, gewährt keine Gewähr oder Garantie für Korrektheit, Vollständigkeit, Qualität oder Aktualität der zur Verfügung gestellten Informationen. Fehlinformationen und Druckfehler sind nicht vollständig auszuschließen.

Ebenso ist eine Haftung der Autoren bzw. des Verlags und seiner Beauftragten für Personen-, Sach- oder Vermögensschäden ausgeschlossen. Erkrankungen mit ernstem Hintergrund gehören in ärztliche Behandlung! Bei

bereits bestehenden Beschwerden kann das Buch daher keinen fachärztlichen Rat ersetzen.

Impressum

Markus Behrendt

c/o Bianca Kronsteiner

impressumservice.net

Robert-Preußler-Straße 13 / TOP 1

5020 Salzburg

AT – Österreich

Cover: Oliviaprodesign

Cover Photo: pimchawee Depositphotos

dibookspace@gmail.com

36002477R00066

Printed in Poland
by Amazon Fulfillment
Poland Sp. z o.o., Wrocław